ファースト・セカンドレベル

短時間！ULTRA方式®
合格レポート
わかりやすく効率的な書き方

はじめに〜ULTRA®とは何か

　私は,「論理的なレポートの書き方」をテーマとした日総研出版主催の
セミナーに登壇するようになって15年以上が経過します。また,日本看
護協会神戸研修センターや各都道府県の看護協会,全国の病院でも「論理
的な問題解決力・表現力の養成」「わかりやすい文章の書き方」といった
研修を十数年にわたってファシリテートしてきました。

　その結果,全国の看護管理職さまから「無事にファーストレベルを修了
できました」「セカンドレベルのレポートは,自分でも不思議なくらいほ
とんどがA評価でした」「サードレベルの論文試験に合格しました」といっ
た喜びの声をいただくようになりました。

　ULTRA®とは,ストレートに言えば,「レポートや小論文・論述式試験
で合格答案を書くための4段階のプロセス」です。応用範囲は極めて広く,
認定看護管理者教育課程の各レベルで課されるレポートや看護管理実践計
画書,論文試験答案の作成に活用できるだけではなく,大学院受験のため
の研究計画書,看護研究や学会に提出する論文の執筆にも応用できます。

　4段階のプロセスとは,以下のように構成されています。

・**Understand**（理解）

・**Logic**（論理）

・**TRimming**（整理）

・**Action**（表現）

　それぞれの頭文字がULTRA®を形づくっています。なお, 3番目の
TRimmingのみ頭の2文字TRを採用しています。

　「理解→論理→整理→表現」といったULTRA®のプロセスで思考し作業
を進めていくと,結果的に高い評価につながる論理的な文章を効率的に作
成することができます。私は1996年からULTRA®による小論文やレポー
トの指導を続けてきましたが,受験,就職,資格取得,学会発表など,さ
まざまな指導領域で確かな成果を出してきました。

文章を書くことに対して，苦手意識を抱いている読者もいるかもしれません。なぜ多くの看護職の方々がレポート執筆に苦手意識を抱くのかについての考察結果はこうです。「レポートを書く手順・書きやすい手法を知らないから」または「手順・手法は知っているが慣れていないから」。

　私が調査した範囲では，認定看護管理者教育課程のカリキュラムの中には，そもそも「レポートの正しい書き方」といった講座が設置されていない場合が多いです。評価基準は明示されているのですが，「そのような評価基準を満たすレポートの書き方」についての講義が少ないのです。しかし，本書で説くULTRA®のプロセスを学ぶことにより，苦手意識が払拭されるばかりか，執筆が楽しくなってくるに違いありません。

　また，本書の後半にはULTRA®の応用としてプレゼンテーションや指導法・交渉術についても章を設けました。

　本書で紹介するULTRA®プロセスを積極的に活用することにより，すべての読者の皆様が「書くことが得意」になるよう，心よりお祈りいたします。

　　2020年4月

　　　　　　　　　　　　　　　　　　クロイワ正一

4

CONTENTS

第1章　ULTRA®で認定看護管理者研修の
受講動機を解いてみよう

ULTRA® の概要を知る ———————————— 10
まずUnderstand（理解）からスタート ———————— 11
準備できたらLogic（論理）創りへ ———————— 15
考え散らかしたことをTRimming（整理）する ———— 19
正しい日本語で膨らませながらAction（表現）する ——— 23

第2章　ULTRA®のU
まずは「理解（Understand）」が大切

なぜ，「理解」が必要なのか ———————————— 28
課題の理解から「書くべきこと」が見えてくる ———— 29
評価基準を徹底的に理解する
〜理解不十分のまま書くことは危険！ ———————— 33
ULTRA® で評価基準は満たせる ———————— 37

第3章　ULTRA®のL
レポートの核となる「論理（Logic）」の創り方
論＝考えと理＝理由のセットが「論理」

理解から「論理」創りへ ———————————— 38
帰納法, 演繹法という2種類の論理創り ———————— 39
理論, 概念に当てはめるのは演繹法 ———————— 44

CONTENTS

第4章 ULTRA®のTR
読みやすい構成へと「整理（TRimming）」する
読者の多様な要望に向けて論理を「整理」する

考えを整理する手法はさまざま ——————————————— 50
さまざまな構成パターンを実践してみる ——————————— 52

第5章 ULTRA®のA
構成を膨らませながら「表現（Action）」する
明解・平易な日本語で膨らませて「表現」する

Action（表現）の2つの注意点 ——————————————— 62
ポイントを踏まえたレポートの書き方 ——————————— 72
参考文献・引用文献の提示方法と引用部分の示し方 ————— 77

第6章 看護管理実践計画書作成への応用
管理実践の肝はPDCAへの落とし込み

看護管理実践計画書の構成 ——————————————— 80
看護管理実践計画書の例 ———————————————— 82

第7章 看護研究・論文執筆への応用
量的・質的の双方のLogic（論理）創りを意識しよう

看護研究の7部構成にもULTRA®を！ ————————————— 86
定量分析と定性分析 ——————————————————— 86
看護研究論文の例 ——————————————————— 90

第8章 サードレベルの論文執筆もULTRA®で
もともと論文試験向けに開発されたのがULTRA®

受講者審査における小論文試験の概要 ——————————— 92
サードレベルの評価基準を基に例題を解く ————————— 94

第9章　レポート内容をどうプレゼンするか
プレゼンテーションのコツもULTRA®にあり!

言語情報の整理 ———————————————————————— 98
非言語情報で留意すべきスキル ——————————————— 102

第10章　ULTRA®は指導法にも応用できる
ULTRA®コーチングとファシリテーション

教育や指導は「考え」を伝える過程 ——————————————— 106
信頼関係を築く5つのスキル ——————————————————— 108
ティーチングとコーチング —————————————————————— 109
論理的コーチングのコツ ———————————————————————— 112

第11章　## 交渉・会議進行のコツ

交渉も会議運営も「論の構築」の一形態 ————————————— 118
交渉で使う論理的スキル ———————————————————————— 120
発言を促し, 会議に巻き込むファシリテーションスキル ——— 124
脱線を防ぎ, 意見をまとめる「構造化」のスキル ——————— 125

付録　## レポート種別「構成」テンプレート
（ひな型と記入例）

「背景・現状・分析・考察・提案」型構成のテンプレート —— 132
看護研究・論文の構成のテンプレート ———————————————— 134
看護管理実践計画書の構成のテンプレート ————————————— 136
「序論・本論・結論」型構成のテンプレート —————————— 138

図版 INDEX

表1-1　ULTRA®の概要 ——————————————— 11

図1-1　求める人材像の理解 ———————————— 13

表1-2　Understand (理解) すべきもの —————————— 14

図1-2　「論理」とは? ——————————————— 15

図1-3　論理創りの2つのプロセス ————————— 16

図1-4　帰納法の肝は「概念化」(Logic) ————————— 17

図1-5　「帰納法」と「演繹法」の関係 (Logic) —————— 18

表1-3　望ましい構成パターン3種 (TR) ———————— 20

表1-4　帰納法で創った論理の整理 (パート職員の責任感の醸成) ———— 22

表1-5　演繹法で創った論理の整理 (スムーズな退院支援) ———— 23

表1-6　文章を膨らませる5テクニック ———————— 24

表1-7　呼応表現 (係り結び) ———————————— 25

表1-8　「パート職員の責任感の醸成」について肉付けする ——— 26

表1-9　「スムーズな退院支援」について肉付けする ———— 27

表2-1　レポート課題の3つの例題 ————————— 30

表2-2　評価基準の項目 ——————————————— 34

図2-1　批判精神に基づく問題意識 ————————— 36

図3-1　「So what?」と「Why so?」 ————————— 41

表3-1　帰納法による論理の創り方 ————————— 42

表3-2　演繹法による論理の創り方 ————————— 43

表3-3　5S活動とは ———————————————— 45

表3-4　5S活動の徹底を計画・実践することによる看護管理プロセスの重要性 —— 46

表5-1　分かりやすい日本語で書くコツ ———————— 63

表5-2　1文は短めに ——————————————— 63

表5-3　単位を統一する ——————————————— 67

表5-4　二重否定, 反語を使用せず表現する ——————— 68

図5-1　「骨組み」から「肉付け」へ ————————— 68

図5-2　パラグラフ・ライティング (段落書き) —————— 69

図5-3　「削る」原理も同じ ———————————— 76

図5-4　参考文献と引用文献 ———————————— 77

表5-5　引用文献の示し方 ————————————— 78

表6-1　看護管理実践計画書で推奨されている構成 ————— 81

図6-1　自施設の概要（問題）————————————— 84

図6-2　戦略目標 ————————————————— 85

表7-1　看護研究論文で推奨されている構成 ——————— 87

図7-1　定量分析と定性分析 ——————————————— 87

表7-2　【例題1】を基に設計した質問票調査 ——————— 88

図7-2　定性分析結果を図表化する ——————————— 89

表8-1　小論文試験の仕様 ———————————————— 93

図9-1　論理的プレゼンテーションのコツ ——————— 99

図9-2　メイン・ポイント・ファースト —————————— 100

図9-3　論理的でない起承転結 ————————————— 100

図9-4　ホール・パート法 ——————————————— 101

表9-1　発声のポイント ———————————————— 102

図9-5　非言語情報の重要性 —————————————— 104

図9-6　ビジュアル・エイドの効果 ——————————— 105

図10-1　教育・指導に求められる論理性 ——————— 107

図10-2　コーチング・スキル ————————————— 110

図10-3　帰納法の応用（ケースメソッド）——————— 114

図10-4　演繹法の応用（シミュレーション）—————— 115

図10-5　論理的思考に基づく目標設定 ———————— 117

図11-1　合意形成と論理的思考 ———————————— 119

図11-2　成果を上げる帰納法による交渉・主張 ———— 121

図11-3　演繹法による交渉 —————————————— 123

表11-1　構造化スキル（脱線を防ぎ，意見を整理するスキル）———— 125

表11-2　会議で陥りがちな罠（社会心理学者の研究成果より）———— 126

図11-4　会議運営の進め方————————————————— 127

第1章

ULTRA®で認定看護管理者研修の受講動機を解いてみよう

まず，ULTRA®のプロセスを大まかに理解するために，認定看護管理者教育課程の受講動機を題材として取り上げ，その概要を説明します。

ULTRA®の概要を知る

ULTRA®とは，Understand（理解），Logic（論理），TRimming（整理），Action（表現）の4段階のプロセス（**表1−1**）であることは，「はじめに」で示しました。そこで本章では，まずULTRA®のプロセスの概要を説明します。いわばULTRA®の概論または総論です。

題材は「受講動機」とします。各都道府県の看護協会など，認定看護管理者教育課程の研修を主催する多くの団体では，ファーストレベルやセカンドレベルを受講するにあたり，受講動機の提出を求めます。そこで，ULTRA®の流れで思考し作業することにより，審査を通過する受講動機を書き上げる過程を示します。なお，多くの主催団体は，次のようなテーマと内容で受講動機を定義しています。

表1-1 ULTRA®の概要

Understand（理解）

Logic（論理）

TRimming（整理）

Action（表現）

テーマ：認定看護管理者教育課程ファーストレベル受講にあたって

内容：現状の問題や自己の課題，研修に期待することなど，認定看護管理者ファーストレベルの研修に臨むあなたの動機や決意を明確に述べてください。なお，テーマの下にはレポート内容に合致する適当なサブテーマを必ずつけてください（1,000〜1,200字程度　本文のみ）。

まずUnderstand（理解）からスタート

▶ 出題者の要求を満たす受講動機を！

　執筆に取りかかる前に，まずはUnderstand（理解）の工程から始めます。論文やレポートを書く上で最も大切なことは，**「出題者が要求していること」を理解する**ことです。前述の受講動機にしても，出題者の要求への的確な理解（Understand）からスタートすることが重要です。なぜなら，自分では満足のいく受講動機を書き上げることができたとしても，それが出題者の要求を満たすものでなければ，結果的に審査通過には至らないからです。

それには，課題から「答案に盛り込むべき要素」を分析的に理解する必要があります。例えば先の受講動機の場合，「内容」から次のような５つの要素を盛り込む必要があると判断できます。

> ①現状の問題を提示する
> ②自己の課題も示す
> ③研修に臨むあなたの動機や決意（研修に期待することなど）を記す
> ④レポート内容に合致する適当なサブテーマも付記する
> ⑤書くべき字数は1,000〜1,200字程度（本文のみ）とする

　このように，盛り込むべき要素を具体的に洗い出しておけば，書類を書く過程で，この５つの要素を常に意識できます。また，書き終わった後にも「５つの要素を満たしているか」といった点検作業に役立てることができます。

▶ 応募資格と受講動機

　また，受講動機の課題そのものには明示されていませんが，「求められる人物像」などに関しても事前に理解しておきましょう。そうした条件は，募集要項の「応募資格」や「受講要件」などの中に記載されていますので，情報収集が可能です。例えば，ファースト・セカンドレベル研修を主催するある看護協会は，ファーストレベルの「応募資格」として次のような項目を提示しています。

> 応募資格：下記の①〜③の要件すべてを満たしている者
>   ①日本国の看護師免許を有する者
>   ②看護師免許を取得後，実務経験が通算５年以上ある者
>   ③管理的業務に関心があり，管理的業務に従事することを期待されている者

　まず，①と②は条件を満たしているのか否かが明確です。しかし③に関しては，個人の「関心」と組織からの「期待」という心の問題なので，客観的に示しようがありません。ただ「私は管理的業務に関心がある」とか，「私は管理的業務に従事することを期待されている」などと書いただけでは信憑性がありません。

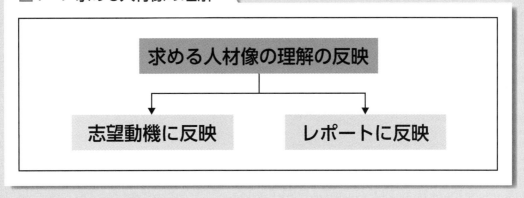

図1−1 求める人材像の理解

求める人材像の理解の反映

志望動機に反映

レポートに反映

そこで，これらの「関心」や「期待」を裏づけるための証拠を示す必要があります。それには，過去の職務経験の中から，少しでもこれらにつながる要素を探し出し，証拠として添えればよいでしょう。

例えば，「プリセプターを経験してから，看護業務に加えて，人材育成や組織的看護について，すなわち看護管理について興味・関心を抱くようになった」といった経験を添えれば，管理的業務への関心を具体的かつ客観的に示すことができます。また，PNS（パートナーシップ・ナーシング・システム）®を導入している病院に勤める人なら，「PNSで新人のパートナーを経験してから……」などと記述すれば，管理的業務への関心の証拠を示すことができます。加えて，「本研修の受講を希望した背景には，上司の強い薦めもある」とか，「看護部長の〇〇の薦めもあり，本研修の受講を希望した」などという事実を示すことができれば，「組織からの期待」を客観的に裏づけることができます。

このように，「求める人材像」に対する明確な理解は，「レポートに反映させれば高評価につながる」といった意味で，とても重要な工程です（図1−1）。

▶ レポート評価基準はULTRA®の工程にぴったり

さらに，ファーストレベルにせよセカンドレベルにせよ，レポートに対する「評価基準」も示されています。それゆえ，実際にレポートを書く際には，そちらもしっかり理解しましょう。

なお，簡易的な評価基準を次に示しますが，よく見るとULTRA®の工程にぴったり沿っていることが分かります。

①課題の理解
- 与えられた課題を十分理解している

②思考過程
- 課題に対する問題意識を持って考えている
- 現状を把握し，理論や概念を用いて分析し，考察している
- 今後の課題を明らかにしている

③記述力
- 内容が論理的に構成されている

　「課題の理解」とはまさにUnderstand（理解）の工程ですし，「思考過程」もLogic（論理）の工程です。「記述力」もLogic（論理）に基づいたTRimming（整理）とAction（表現）の工程を意味しています。ということは，ULTRA®の流れを踏んでいくことは，自ずと評価基準をクリアできるのでレポートを完成させることにつながるのです。Understand（理解）すべきものを**表1－2**に示します。なお，詳細な評価基準に関しては第2章（P.33）で示します。

表1－2 Understand（理解）すべきもの

課題の分析的理解
課題ごとに「何を書くこと」が求められているか分析する

「求める人物像」の理解
資格や職歴などのほかに「どのような人物が求められているか」を理解する

評価基準の理解
採点基準を理解する

準備できたらLogic（論理）創りへ

▶ 理由を探って論（意見）を導く

　課題内容，求められる人物像，評価基準などを多角的に理解でき，そして出題者の要求が理解できたら，「**書くべき中身**」を考える工程へと移ります。これが「Logic（論理）創り」のプロセスです。受講動機なら，「現状の問題」「自己の課題」「研修への期待」などといった書類の中身をつくる工程です。

　Logic（論理）のプロセスとは，分かりやすく言うと，理（理由）を探って論（意見）を導き出す過程です（図1－2）。受講動機にせよ課題レポートにせよ，求められているのは「あなたの考え」です。「考え」というのは急にひらめくわけではありませんので，「自分の持っている素材（理由）からはどのような意見（論）が言えるか」と考えるプロセスが必要です。

　受講動機の場合，「現状にこんな問題がある」「自己にはこんな課題がある」という論（考え）を導かなければなりません。

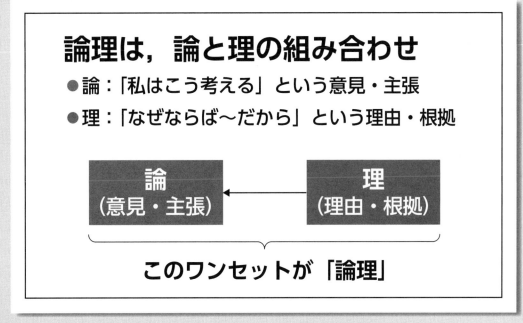

図1－2 「論理」とは？

論理は，論と理の組み合わせ
● 論：「私はこう考える」という意見・主張
● 理：「なぜならば〜だから」という理由・根拠

| 論（意見・主張） | ← | 理（理由・根拠） |

このワンセットが「論理」

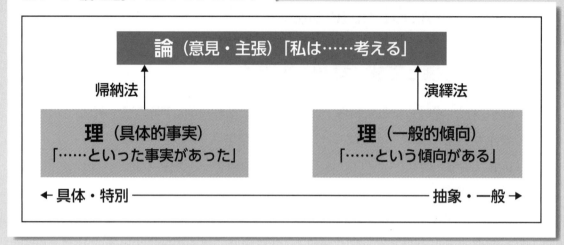

図1-3 論理創りの2つのプロセス

論（意見・主張）「私は……考える」

帰納法

理（具体的事実）
「……といった事実があった」

演繹法

理（一般的傾向）
「……という傾向がある」

← 具体・特別 —————————————— 抽象・一般 →

▶ 帰納法と演繹法の簡単理解

「理」を探って「論」を導く「論理的思考（Logical Thinking）」については，第3章（P.38）で詳しく説明しますが，「具体的な事実の集積を理由として論を導く帰納法」と，「一般的な傾向を理由として論を導く演繹法」の2つの手法があります（図1-3）。

▶ 帰納法

帰納法で「現状の問題」を探る場合，最近自部署で生じているいくつかのトラブルなどを想い起こすという「具体的な事実の探索」から始めます。

例えば，最近の業務の中で，こんな具体的問題が生じていたとします。

先日，パート職員のAさんが，きちんと引き継ぎもせずに「もう時間ですので」と帰ってしまい，主任である自分がAさんの担当患者のところに確認に行ったことがある。そうしたことが重なって，「自分自身の勤務時間の超過」や，「患者から『また言わなきゃいけないんですか』という不満が漏れ出る」といった問題が生じている。そして，この問題はAさんだけではなく，同じくパートのBさんによっても生じている。

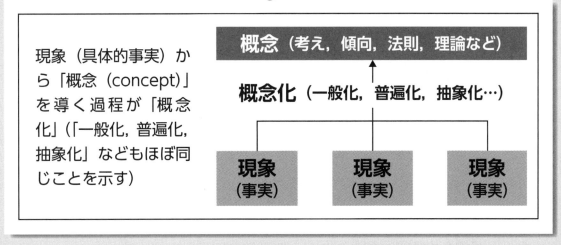

図1−4 帰納法の肝は「概念化」(Logic)

現象（具体的事実）から「概念（concept）」を導く過程が「概念化」（「一般化，普遍化，抽象化」などもほぼ同じことを示す）

概念（考え，傾向，法則，理論など）

概念化（一般化，普遍化，抽象化…）

現象（事実）　現象（事実）　現象（事実）

このような具体的な事実の想起からスタートするのが帰納法です。そして，例えば，次のように事実の背景にある「傾向」を探ることが重要なポイントです。

パート職員の職務完遂に対する責任感が低いことが原因となり，正職員の勤務超過と患者満足度の低下という問題が生じている。

このような傾向は，決して自部署のみで生じていることではないでしょう。他部署，さらには日本中の医療機関で生じ得るものです。

このように，具体的な事象から，一般的な傾向を導き出すプロセスを経て論を構築していく思考法が帰納法です。そして，事実から傾向を導き出すプロセスを「概念化」とか「一般化」と言います（図1−4）。「現状の問題」が分かれば，「自己の課題（自分が担うべき役割）」も見えてきます。原因が分かっていますので，「パート職員の業務遂行への責任感を高めること」，そして「その結果，超過勤務を減らし，患者満足度も高めること」といった課題が挙げられます。

研修のシラバスには，「看護管理概論」「看護人材育成論」「看護サービス提供論」などの講座があります。それぞれ「チーム医療による組織的看護の実現」「人材育成の具体的な手法の研究」「患者満足度を高める質の高い看護の実現」などと記してあれば，自己の課題を実践するためにそれらを学ぶことを「受講動機」とすることができます。

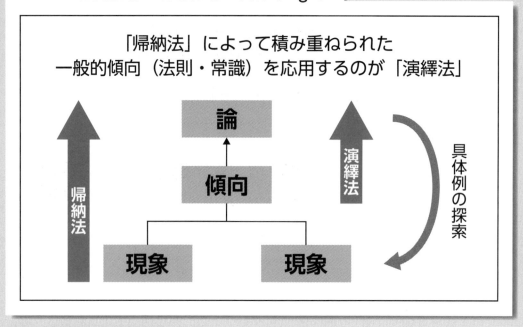

図1-5 「帰納法」と「演繹法」の関係 (Logic)

「帰納法」によって積み重ねられた
一般的傾向（法則・常識）を応用するのが「演繹法」

帰納法

論

傾向

現象　　現象

演繹法

具体例の探索

▶ 演繹法

　Logic（論理）創りの手法は，こうした事実収集から始める帰納法のほかに，すでに世の中で分かっている傾向を理由にして論を導く演繹法があります（図1-5）。例えば，「最近の医療機関で生じがちな問題」「今後の医療機関，特に看護部が担うべき役割（課題）」などについて，自部署に当てはまりそうな傾向を探索するのです。傾向の探索は，研究者の論文や厚生労働省などの公的機関が提示している資料などを参照することによって可能となります。

　例えば，現在は医療経済学的な立場からも，患者の終末期のQOL向上の立場からも，「地域包括ケアシステムの構築」が急務とされています。特にこの課題は，ベッドコントロールや退院支援がかかわっているので，医療機関のなかでも看護部が中心的な役割を演じます。

　そこで，自部署を振り返ってみると，まさに「退院支援が思うように実現できていない」という問題があったとします。すると，ここに「現状の問題」を見つけることができます。また，その問題に対して「スムーズな退院支援を実現する」ことを「自己の課題」として提示することができます。さらに，その課題を遂行するための施策を学ぶことが，受講の「動機」や研修への「期待」ということになるでしょう。

考え散らかしたことをTRimming（整理）する

▶ 読みやすい構成にする3つの基準

　Logic（論理）創りの段階で，書くべきこと（レポートの中身）が見えてきました，次は，**読みやすい構成へとTRimming（整理）する**工程に移ります。読みやすい構成にするためには，3つの基準が考えられます。

　1つ目は，広く一般的に誰が読んでも「この人の言いたいことは明解だ」と思える構成です。「序論・本論・結論」という構成が一般的です。

　2つ目は，ある業界で慣例になっている構成です。例えば看護研究では，「はじめに・目的・方法・結果・考察・結論・文献」といった構成が推奨されています。

　3つ目は，課題の要求に即して構成を決めるパターンです。例えば先の受講動機なら，「現状の問題や自己の課題，研修に期待することなど，研修に臨むあなたの動機や決意を明確に述べてください」といった指示がありますので，次のような構成に整理して書くと，評価者は理解しやすいでしょう。

> 　まず，自部署では現状……といった問題を抱えている。その問題を解決するためには，……といった施策が必要であり，それが管理職としての自己の課題となる。問題解決のための施策として，本研修の……といった講座が有効であると期待した。その期待が受講動機となった。研修を終えてからは，現場での問題解決に役立てようと決意している。

　このような構成でまとめていけば，課題の出題者も「こちらが提示した内容について，網羅的に示されている」と安心して書類を読むことができます（**表1－3**）。

▶ 受講動機をまとめてみる

　ここでは，3つの「望ましい構成パターン」のうち1つ目の序論・本論・結論の構成で受講動機をまとめてみます。それぞれの部分には，次のような内容を盛り込みます。

表1−3 望ましい構成パターン3種 (TR)

「序論・本論・結論」型構成
　応用範囲が広いグローバルスタンダードな文章構成

「業界慣例」型構成
　「はじめに・目的・方法・結果・考察・結論・文献」（看護研究）などの構成

「設問準拠」型構成　設問で問われている順に答えていく構成

序論 (Introduction)
- ●導入（「はじめに」など）
- ●論点（論の焦点，「問題提起」とも）
- ●論（結論）

本論 (Main body)
- ●論拠（論の根拠）　　●具体例（事実やデータ）

結論 (Conclusion)
- ●論の確認　　●まとめ（方向性など）

▶ **序論**

　まず，序論には「論点，論」の要素を盛り込みます。論は「考え，意見」のことでした。論点は「論の焦点」の略で，「どこに焦点を当てて論を述べるか」といった「テーマ設定」「問題提起」のことです。それゆえ，序論の内容は次のようになります。

・私が本研修を受講する動機について述べたい（論点）。結論から言えば……など，管理職として必要な知識やスキルを身につけることが率直な受講動機である（論）。
・私はどんな動機から，本研修の受講を望むのか（論点）。結論から言えば……といった看護管理の知識，スキルを学ぶために受講を希望した（論）。

なお，「私が本研修の受講を希望する理由は（論点），組織的看護を実践していくための管理能力を習得するためである（論）」などと，論点と論は一文で表現しても構いません。また，字数に余裕がある場合は，論点を提示する前に，病院を取り巻く社会環境などについて，「導入」として説明してもよいでしょう。

　次に本論では，「論理」の「理」を展開します。ここでは「理」について，「論の根拠」を略した「論拠」という言葉で表現します。また本論には，証拠として「具体例」も加えましょう。本論は，以下のように記述します。

・こうした受講動機を抱いた背景には，現状，自部署で看護管理上のさまざまな問題が生じており，私自身が管理職としてリーダーシップをとり，対処する必要があるからだ（論拠）。具体的には，……（具体例）。
・なぜ私に看護管理の知識やスキルが必要なのか。それは，昨年副師長に昇進し，看護実践のみでなく，管理職として人材育成や組織開発に携わることを期待されているからである（論拠）。例えば，……（具体例）。

　最後に結論では，序論で述べた「論の確認」をします。また，全体の結びとして，論の延長線上の「方向性」などを入れてもよいでしょう。次のような記述になります。

・以上の経緯から，管理職として必要な知識，スキルを身につけるために，私は本研修の受講を希望する（論の確認）。学んだことを自部署に持ち帰り，看護実践，看護管理実践に役立てたい（方向性）。
・「このような理由から，私は本研修を受講し，看護管理実践に必要な知識やスキルを習得することを強く望む（論の確認）。研修受講中および受講後も，学ぶ仲間と情報交流しながら，○○県が地域包括ケアシステム構築の先進地域になるよう，地域医療に貢献していきたい（方向性）」。

　では，Logic（論理）の段階で創った2つの論理を序論・本論・結論の構成へと整理してみましょう。帰納法で考えた「パート職員の責任感の醸成」については表1－4に，演繹法で考えた「スムーズな退院支援」については表1－5に示します。

表1−4 帰納法で創った論理の整理（パート職員の責任感の醸成）

　　第二次世界大戦後，数年間に生まれた団塊世代が70歳を超え，まもなく後期高齢者になるなか，高齢者に対する医療需要はますます高まっている。自部署もまさにその影響下にあり，外来・病棟ともに新規患者数は増加し，患者の平均年齢も高まっている（導入）。こうした背景のなか，昨年副師長に就任した私が本研修に臨む動機について論じたい（論点）。結論から言えば，私は管理職として，病院が抱えるさまざまな資源をより効果的かつ効率的に活用するための看護専門職としてのマネジメントの知識，スキル，態度を身につけるために，本研修の受講を望んだ（論，以上序論）。

　　では，なぜ私にとって看護管理の知識，スキルが必要なのか。それは，特に組織の人材をはじめ資源を有効活用できていないという問題が，現状で山積しているからだ（論拠）。私が勤務する病院では，病棟・外来ともに正職員とパート職員によって構成されているが，特にパート職員を有効活用できていない。そればかりか，こうした状況が正職員に余計な負担をかけている。例えば，パート職員は時間を気にするため，引き継ぎを省いて退勤してしまうことが多い。すると，パート職員を管理する職員が，再度患者の状況をチェックしなければならなくなり，勤務超過を誘発する。それだけではなく，患者にとっては複数の看護師から同じ質問を繰り返しされるために，不安や不満を感ずることもある。これでは質の高い看護を提供することにならない。人的資源のほかにも，資源を有効に活用できていない事例が多々生じている（具体例，以上本論）。

　　以上の経緯から，副師長としての自分には，資源を有効に管理し，組織的看護とチーム医療を推進していくマネジメント能力が求められている。ゆえに，本研修の受講を強く希望した（論）。受講後は，本研修で習得した看護管理に関する知識，スキル，態度を現場に持ち帰り，組織的看護を実現するために上司を補佐し，リーダーシップも発揮していきたい（方向性，以上結論）。

　TRimming（整理）・構成の段階では，表1−4，1−5のように書くべき「骨組み」を整えていきます。この段階では，まだ指定字数に達していませんので，ここに「肉付け」していく必要があります。ただ，現在はレポートを作成する際，紙に筆記用具で書き込むということはほとんどないので，ワープロソフトでこのような骨組みをつくっておけば，そこに上書きして肉付けすることにより，仕上げをすることができます。

表1−5 演繹法で創った論理の整理（スムーズな退院支援）

　厚生労働省は，団塊世代が後期高齢者となる2025年に向けて，「病院完結型の医療から地域完結型の医療へ」といったキャッチフレーズで表される「地域包括ケアシステムの構築」を推進している。私が勤務する病院でも，スムーズな退院支援を推進するためさまざまな施策に取り組んでいる（導入）。そのような状況下で，私が本研修の受講を希望する動機は，組織的看護を実践するための看護管理能力を習得するためである（論点＋論，以上序論）。

　私が看護管理能力を身につける必要がある理由は2つある。第一に，今年の頭に主任から副師長に昇進し，看護実践に加え，管理職として後進育成や組織運営などの役割も担うといった課題が生じるようになったからだ。第二に，私が勤務する病棟は，当初計画したほど退院支援がスムーズに進んでおらず，そうした現状の問題を解決する必要があるからだ（論拠）。例えば，病棟の看護師は，担当患者の退院準備を着々と進めていたにもかかわらず，直前になって家族が受け入れを拒んだり，介護サービスの必要性を前提としていたにもかかわらず，その手続きが済んでいなかったり，計画的な退院支援ができないケースが多々生じている（具体例，以上本論）。

　このような理由から，私は本研修を受講し，看護管理に関する知識，技術，態度を習得することを強く希望する（論の確認）。もし受講することが可能になったら，受講中，受講後と同じ学び仲間の学友たちとの懇親や情報交流も深め，○○県が地域包括ケアシステム構築の先進地域になるよう，ともに研鑽を積んでいきたい（方向性，以上結論）。

正しい日本語で膨らませながらAction（表現）する

▶ Actionで気をつけたい2つのこと

▶ ①膨らませる技術

　肉付け，すなわち**仕上げの段階がAction**（表現）の工程です。Actionの段階で注意することは2点あります。第一に，TRimming（整理）の段階でつくった**構成を崩さないで書く**ことです。第二に，**正しい日本語で書く**ことです。

　構成を崩さないで書くためには「内容を膨らませる技術」，もっとストレートに言うと「内容を変えずに字数を増やす技術」が必要です。このような技術がないと，

表1-6 文章を膨らませる5テクニック

①換言		「つまり，すなわち，言い換えると，換言すれば」などの接続語を用いて，別の表現に言い換える方法です。より強く相手に伝わります。
②詳述		具体例を述べる時，5W2H（when, where, why, what, who〈m〉, how, how many〈much〉）などについてより詳しく述べる方法です。説明に分かりやすさを加えます。
③列挙		複数の論拠，具体例を挙げる方法です。論の妥当性を多角的に示すことができます。
④深耕		一度説明したことを，「なぜか」と自問して，さらに深く掘り下げます。説明に深みや幅を加えます。
⑤譲歩		「なるほど，もちろん，確かに……かもしれない，しかし……」などとあえて反論を挙げ，それをひっくり返す手法を「譲歩」と言います。反論者に「譲り，歩み寄る」姿勢を示すので，バランス感覚を訴えます。

ついつい創った論理とは関係のない記述をしてしまい，「話題が逸れている」とか「論理的一貫性がない」といったマイナスの評価を受けてしまいます。

　そこで，骨組みを膨らまる具体的な肉付けのテクニックを習得する必要があります。詳細は第5章（P.68）で説明しますが，「換言（言い換える），詳述（詳しく述べる），列挙（並べ挙げる），深耕（深く耕す），譲歩（譲り歩み寄る）」などのテクニックがあります（**表1-6**）。

▶②日本語を正しく使う

　また，正しい日本語で書く姿勢も堅持しましょう。私は，さまざまな看護師のレポートを添削する機会に恵まれていますが，時に語彙や日本語文法において誤った表記がなされている場面にも遭遇します。

　現在，ワープロソフトがかなり優秀になってきており，誤記するとサインが出ることもありますが，Wordもまだまだ見逃すところがたくさんあります。例えば，「かくしん」と読む二字熟語は，「確信，核心，革新」など複数ありますが，こうし

呼応の副詞（係り）には対応表現（結び）を

　最近，呼応表現（呼応の副詞とその結び）の誤用が目立ちます。「係り」に対して「結び」を出さないケースが多いのです。「ぜんぜん」や「まったく」は，本来打ち消し（否定）を強調する言葉ですが，肯定を強調する時に平気で使っていることがあります。次のような表現は，誤りですから注意しましょう。

・こうした経験が，**まったく（ぜんぜん）** 役立つのだ。
　⇒〇 こうした経験が，**まったく（ぜんぜん）** 無にはならない。
・その時，私は**まるで（あたかも）** 赤ちゃんだった。
　⇒〇 その時，私はまるで（あたかも）赤ちゃんのようだった。
・**もし** 私が空を飛べたとき，**さぞかし** 楽しい。
　⇒〇 もし私が空を飛べたならば，さぞかし楽しいだろう。
・よもや彼女が同じようなミスを犯すことはない。
　⇒〇 よもや彼女が同じようなミスを犯すことはないだろう（あるまい）。

た語彙を誤って用いると，内容までも誤解されてしまうケースがあります。さらに，「まるで（全く，全然）」などの副詞は，打ち消し（否定）を強めるための言葉ですが，結びの打ち消し表現がない文章を見かけることがあります。例えば，「そのような事態が生じることは全然ある」などといった表現です（**表1−7**）。

▶ 受講動機の仕上げのお手本例

　では，膨らませるテクニックを用い，正しい日本語で表現することを意識して，TRimming（整理）の段階で整理した構成を，求められる字数（1,000～1,200字，本文のみ）でまとめていきましょう。そしてテーマの下には，条件であった「レポート内容に合致する適当なサブテーマ」もつけてみましょう（**表1−8，1−9**）。

＊　＊　＊

　以上が，総論または概論としてのULTRA®のプロセスです。概略を理解していただけたでしょうか。それでは，次章から，Understand（理解），Logic（論理），TRimming（整理），Action（表現）のそれぞれの工程を1章ずつ詳細に解説していきます。

表1-8 「パート職員の責任感の醸成」について肉付けする

認定看護管理者教育課程ファーストレベル受講にあたって
（タイトル）

資源の有効活用と組織的看護をリードできる管理者を目指して
（サブタイトル）

　第二次世界大戦後の1947 〜 1949年に生まれた団塊世代が70歳を超え，2025年には全員が後期高齢者になる。今後，我が国では医療の対象になる可能性の高い人口が，ますます増加すると予測される。そのような環境変化の中，私が勤務する病院もまさにその影響下にあり，外来・病棟ともに新規患者数は増加し，患者の平均年齢も高まっている。こうした背景の中，昨年急性期病棟の副師長に就任した私が，本教育課程に臨む動機について論じたい。結論から言えば，私は管理職として，病院が抱えるさまざまな資源をより効果的かつ効率的に活用するために，看護専門職の中でもマネジメントの知識，スキル，態度を身につけるために本研修の受講を望んだ。

　では，なぜ私が看護管理の知識，技術，態度を習得する必要があるのか。それは，自部署の現状として，特に人材をはじめ組織の資源を有効活用できておらず，その結果，ワークライフバランスの不均衡，患者満足度の低下といった問題が山積しているからだ。例えば当院では，病棟・外来ともに正職員とパート職員によって構成されているが，自部署での比率は，正職員対パート職員が2対1である。しかし，特に自部署ではパート職員を有効活用できず，正職員に余計な負担がかかっている。具体的には，パート職員は時間を気にするため，引き継ぎを省いて退勤してしまうことが多い。すると，パート職員を管理する職員が，再度患者の状況をチェックしなければならなくなり，勤務超過を誘発するのだ。ここにおいて，ワークライフバランスの崩れが生ずる。それだけではない。患者にとっては，複数の看護師から同じような質問を繰り返しされるため，「それについては先ほど来ていた看護師さんにも告げましたが……」などと，不安や不平・不満を漏らす患者・家族も複数いる。このような状態が続けば，質の高い看護を提供することに支障を来してしまう。人的資源のほかにも，備品管理の不統一性など，資源が有効活用できていないといった問題が現状で多々見受けられる。自部署に，さまざまな資源を有効活用するための体系的なマネジメントのプロセスを導入する必要があるのだ。そこで，上司の勧めもあり，補佐役である副師長に就任した私自身も，看護管理の能力を体系的に習得する必要性が生じた。

　以上の経緯から，私は資源を有効に管理し，組織的看護とチーム医療を推進できるマネジメント能力を身につけるために，本研修に期待し，受講を強く希望した。受講後は，本研修で習得した看護管理に関する知識，スキル，態度を現場に持ち帰り，組織的看護を実現するために上司を補佐し，リーダーシップも発揮していきたい（1,080 〜 1,120字）。

表1-9 「スムーズな退院支援」について肉付けする

認定看護管理者教育課程ファーストレベル受講にあたって（タイトル）

スムーズな退院支援（サブタイトル）

　厚生労働省は，団塊世代が軒並み後期高齢者となる2025年に向けて，「病院完結型の医療から地域完結型の医療へ」を目標として掲げた「地域包括ケアシステムの構築」を推進している。すなわち，高齢者の尊厳の保持と自立生活の支援といった目的を掲げ，可能な限り住み慣れた地域で，自分らしい暮らしを人生の最期まで続けることができるよう，地域の包括的な支援・サービス提供体制を築くことを推し進めているのだ。こうした国策に呼応して，私が勤務する病院でも，よりスムーズな退院支援を推進するためさまざまな施策に取り組んでいる。そのような状況下で，私が本教育課程ファーストレベルの受講を希望する動機は，スムーズな退院支援を実現するために，組織的看護を実践するための看護管理能力の習得が不可欠だと考えたからである。

　私が組織的看護を推し進めるための看護管理能力を身につける必要があると考えた理由は2つある。第一に，私は年初に主任から副師長に任命され，看護実践に加えて，管理職として後進の育成や他部署との調整など，組織運営の役割も担うといった課題が生じたからである。第二に，私が勤務する病棟は，当初計画したほど退院支援がスムーズに進んでおらず，そうした現状の問題を解決する必要に迫られているからである。例えばここ半年間で，病棟の看護師は担当患者の退院準備を着々と進めていたにもかかわらず，直前になって家族が受け入れを拒み，退院に至らなかった事態が自部署で生じていた。また，介護サービスの必要性を前提としていた患者であったにもかかわらず，その手続きが済んでいなかったために退院が延期になった事案もある。このように，計画的な退院支援が実現できないケースが頻発しているのである。なぜ，計画的な退院支援が実現できないのだろうか。その最大の原因は，スタッフ間または多職種間の連携の不備である。自部署では，病棟看護師とは別に退院支援看護師がいるが，病棟での看護ケアを担当している看護師と退院支援看護師の間で情報が伝達されていない実情がある。また，退院支援看護師と生活の実態を把握しているケアマネジャーやMSWとの情報交換も進んでいなかった。これは，個人の問題というよりは組織体制の問題である。

　このような理由から，私は本研修を受講し，組織運営すなわち看護管理に関する知識，技術，態度を習得することを強く希望している。もし受講することが可能になったら，受講中・受講後と同じ学び仲間の学友たちとの懇親や情報交流も深め，当地域が地域包括ケアシステム構築の先進地域になるよう，ともに研鑽を積んでいきたい（1,080字〜1,120字）。

第2章

ULTRA® のU

まずは「理解（Understand）」 が大切

　ここからは，ULTRA®の構成要素それぞれについて，より具体的に解説します。

なぜ，「理解」が必要なのか

　ULTRA®の初めのプロセスはUnderstand（理解）です。なぜ理解からスタートする必要があるのでしょうか。それは，**初めに課題，評価基準，出題者の期待などをしっかり理解しておかないと，その後の作業がすべて無駄になってしまい，後から修正するのは大変だからです。**

　私がファーストレベルやセカンドレベルのレポートを添削するようになったのは，日総研出版主催の「認定看護管理者教育課程ファースト・セカンドレベル合格レポートセミナー」が始まった2014年です。それ以来，さまざまな受講者のレポートを拝見してきましたが，次のような書き直しのお願いをする機会が何回もありました。

　「お送りくださったレポートは，そもそも課題で問うている○○に対して言及していませんね。お手数をかけて大変申し訳ありませんが，○○について書き直して送ってくださいますか」。

　内容を構想したり素材を探したりする以前に，レポートに取り組む最初の段階で

詳細に課題の意図を分析していないと,「素材の探し直し」や「書き直し」といった大きな無駄が生じてしまうのです。

理解すべきことは,まずは「何について書けばよいのか」といったレポートの課題やテーマそのものです。次いで評価の基準です。課題の理解には,そもそも課題が提示された講義のカリキュラム内容の理解や講座の趣旨も含みます。また,評価基準の理解には,執筆者への期待も含まれます。

課題や講座の趣旨への理解は,講義・講座科目によって,示されるレポート課題・講座趣旨は異なりますので,その都度理解しなければなりません。それに対して,評価基準やカリキュラムへの理解は,すべてのレポートに共通していますので,一度しっかり理解したら執筆の際は,いつも同じ姿勢を貫きましょう。

例えば,「○○について,自部署の問題を挙げながら解決策を検討しなさい」といった課題の「○○」は,提出を求められるレポートによって異なります。また,講座の趣旨も「看護専門職論(看護情報論)では患者や職員の情報の倫理的な取り扱いについて学びます」などと,科目によって異なります。

一方,「理解力・思考過程・記述力」といった評価基準は,レポートを書く際にも保つべき姿勢です。また,「ファーストレベルでは,看護専門職として必要な管理に関する基本的知識,技術,態度を習得することを目的とする」とか,「セカンドレベルでは,看護管理者として基本的責務を遂行するために必要な基本的知識,技術,態度を習得することを目的とする」といった各レベルにおける講座趣旨も,そのレベルのレポートを書く際に常に肝に銘じておく基準です。

課題の理解から「書くべきこと」が見えてくる

そこで,まず「課題そのものを理解する」ポイントについて,具体的な例題を3つ(表2-1)挙げて解説します。なお,**本書では各章で,この3つの例題に対する答案(レポート)をULTRA®で完成させるプロセスについて示していきます。**

本章は,Understandすなわち理解のプロセスについて解説するチャプター(章)ですので,例題を基に「課題を理解する」重要性とそのポイントについて詳細に解説します。

課題を理解する際に最も重要なポイントは,「課題の分析」です。分析とは,「析」が「木」と「斤」からできていることから推し量れるように,「分けて割く」

表2-1 レポート課題の3つの例題

【例題1】

　自部署における看護サービス提供上の課題と，自身の立場からの課題解決策について述べなさい（本文のみで1,200字程度）。なお，サブテーマを「パート職員の人材育成」とし，レポートの論述内容に合致したテーマ（メインテーマ）もつけること（ファーストレベル「看護サービス提供論」）。

【例題2】

　自部署で起こっている問題を挙げ，状況を分析した上で，あなたが考える問題解決のための看護管理プロセスについて論じなさい（本文のみで1,200字程度）。なお，サブテーマを「5S活動で安全で働きやすい職場環境を整える」とすること。「5S活動」とは，講義で紹介した「整理，整頓，清掃，清潔，しつけ」の5つのSを徹底して行う業務改善のための活動である（ファーストレベル「看護管理概論」）。

【例題3】

　自組織を活性化させるために，看護管理者としてあなたはどのようにチャレンジしていきますか。講義で紹介した分析手法や組織運営に関する諸理論を適用し，所属部署の現状分析，組織を活性化させるための具体的方策について述べてください（本文のみで1,200字程度）。なお，講義で紹介した分析手法，組織運営に関する諸理論とは，「フォースフィールド分析（Force Field Analysis）」「変革の8段階理論（The 8-Step Process for Leading Change)」などを指します（セカンドレベル「組織管理論」）。

ことを意味しています（「斤」は「斧」を意味します）。つまり課題の分析とは，課題（設問）で問われていることを「これ①とこれ②とこれ③の3つで答える必要がある」などと，出題者が求める具体的な要求を分解して把握していく過程です。

▶ 3つの例題を分析してみる

　そこで，表2-1に示した3つの例題について，それぞれ「どんな問いの要件に答えればよいのか」，または「提出するレポートにはどんな要素を盛り込めばよいのか」という観点で，書くべき要素を分析（項目出し）してみましょう。

▶【例題1】について

　課題の要求を分析すると，少なくとも次の5点を満たす必要があることが分かります。

> ①自部署における看護サービス提供上の課題について述べる。
> ②自身の立場からの課題解決策を述べる。
> ③本文を1,200字程度（1,150〜1,250字くらい）でまとめる。
> ④サブテーマを「パート職員の人材育成」とする。
> ⑤論述内容に合致したテーマ（メインテーマ）もつける。

　このように課題を詳細に分析すると，「何を書くべきか」が見えてきます。①で「自部署における看護サービス提供上の課題」を挙げることを求められていますが，④のようにサブテーマが指定されていますので，「パート職員の人材育成」とかかわりのない課題を挙げてしまっては④の条件を満たせません。そこで，必然的にパート職員によってもたらされる課題（問題）を挙げなければならないことが分かります。すると，「自部署でパート職員たちが原因で発生している課題（問題）とは何だろう」と考えを巡らすことができます。

　このように，課題をしっかり分析的に理解することによって，探すべき素材や書くべき内容がある程度は定まってくるのです。そうした理由からも，**課題に対する正確な理解から始めることは，合格レポートを書く必須要件と言えるのです。**

　また，課題の要求を分析し整理しておくと，書き上げた後のチェックにも役立ちます。例えば，【例題1】のレポートを書き終えたら，①〜⑤のそれぞれの要件が満たされているか否かをチェックすることができます。こうしたチェックは，出題者の視点でレポートを審査することとも重なるため，すべての点が満たされていたら自信を持って提出することができるのです。

▶【例題2】について

　課題の要求を分析すると，最低でも次の4点の要素を盛り込む必要があることが分かります。

> ①自部署で起こっている問題を挙げ，状況を分析する。
> ②あなたが考える問題解決のための看護管理プロセスを示す。
> ③本文を1,200字程度（1,150〜1,250字くらい）でまとめる。
> ④サブテーマを「5S活動で安全で働きやすい職場環境を整える」とする。

　このレポート課題も，「何を書くべきか」について大きな示唆を与えてくれます。すなわち，④の条件があるため，①で求められている「自部署で起こっている問題」とは，5S活動と無関係であってはなりません。さらに，②で求められている「問題解決のための看護管理プロセス」も，まさに5Sであることが分かります。

　例えば，「自部署で生じている問題は，5Sのうち……が徹底できていないことに起因している」などと問題を指摘することができます。また，「その……を徹底させる看護管理プロセスを計画・実施することによって，安全で働きやすい職場環境が整う」といった問題解決策を想定することができます。

　そして，レポートを書き上げたら，この例題でも①〜④の要件をチェックすればよいのです。欠けている要件があれば補う必要がありますし，すべての要件を満たせていると判断できれば，自信を持って提出することができます。

▶【例題3】について

　課題要求を分析すると，少なくとも次の5点の要素を盛り込む必要があることが分かります。

> ①自組織を活性化させるための看護管理者としてのチャレンジを述べる。
> ②講義で紹介した分析手法や組織運営に関する諸理論を適用する。
> ③所属部署の現状分析について述べる。
> ④組織を活性化させるための具体的方策についても述べる。
> ⑤本文を1,200字程度（1,150〜1,250字くらい）でまとめる。

　前の2つの例題に比べると少し複雑ですが，ここでは②が重要なポイントになります。つまり，「講義で紹介した分析手法や組織運営に関する諸理論」をいかに適用（応用）できているのか，その力が試されているのです。

　そう考えると，①で求められている「チャレンジ」とは，まず「フォースフィールド分析」による③「所属部署の現状分析」に基づいた施策である必要があると分

かります。さらに，「組織活性化のためのチャレンジ」についての④「具体的方策」も，「変革の8段階理論」に基づいたものであれば，出題者の意図を満たせることは自明でしょう。

　なお，「フォースフィールド分析」や「変革の8段階理論」については，第3章（P.46）で解説します。本章では，「課題を分析的に理解すれば，書く方針が明確に立てられる」という実感を得てください。

＊　＊　＊

　このように，まずは課題の分析的理解を徹底していくことによってこそ，出題者の意図を踏まえたレポート作成を進めていくことができるのです。そして，結果的に採点者（＝出題者）が「そう，そのことを書いてほしかった」と唸るアウトプット（レポート）を示すことができるのです。

評価基準を徹底的に理解する
～理解不十分のまま書くことは危険！

　前章でも簡単に述べましたが，認定看護管理者教育課程のレポートには，「評価基準」が明示されています。実際に講座を担当し，レポートを評価する講師に評価する際に注意しているところを尋ねたところ，多くの人が，「担当者の主観による格差が出ないように」という理由で，**「評価基準に沿った採点・評価を実施している」**と回答しています。

　ただし，このような評価基準をしっかり踏まえてレポートを書き進めている人は少ないようです。日総研出版主催の「合格レポートセミナー」や認定看護管理者教育課程を主催する各都道府県の看護協会で話を伺うと，意外と評価基準を意識せずに書いている人が多いようです。

　例えば，そうした研修で受講者に「レポートの評価基準を読み込んで，しっかり理解してから書いていますか」といった質問をすることがよくあります。しかし，回答は五分五分です。半分くらいの人は「評価基準は読んで意識して書いています」と答えますが，もう半分の人は「そういうのが示されているのは知っているけれど，実際にはチェックしていません」と答えます。

　さらに，たとえ前者であっても「評価基準は読むが，実はよく意味が分からないところがある」と相談されることも多々あります。採点・評価者が注意していると

いう基準をよく理解しないままレポートを書くこともかなり危険ですので，本章では認定看護管理者教育課程のプログラムで提示される評価基準の詳細についても，分かりやすく解説します。

▶ 評価基準3つの領域の14項目

前章でも，研修の主催者が示している評価基準を調査・分析すると，「課題の理解」「思考力」「論述能力」といった3つの領域から成立していることは示しました。さらに，それらの項目を詳しく調べていくと，**表2-2**のような細目が示されています。すべてのレポートを書く際には，こうした細目を踏まえる必要がありますので，順に確認していきましょう。なお，全部で14項目挙げましたが，これらのなかには重複している要素もあります。

表2-2 評価基準の項目

課題の理解	①論点が課題に対応している。 ②論旨が一貫している。 ③専門用語や概念の解釈が適切である。
思考力	④事実や経験を概念化することができる。 ⑤洞察や共感に基づいて事象の理解を深めることができる。 ⑥問題意識をもって批判的に考えることができる。 ⑦先見性をもって変化への対応を考える。 ⑧理論や概念を事実に適応し分析することができる。 ⑨多面的な考察を総合して判断できる。 ⑩今後の課題が主体的に選択できる。
論述能力	⑪文章が明確である。 ⑫文章が平易である。 ⑬文章が論理的に構成されている。 ⑭適切な日本語表現である。

①については，先に詳述したように，「問われているテーマ（課題）」に答えた論述内容になっているか否かが吟味されていることを示しています。

②は，「レポートのなかに矛盾や飛躍がない」といったことを意味しています。例えば，「組織的看護が必要だ」と発言しているのに，別の箇所では「組織的看護よりも即自的に担当看護師が患者に対応する柔軟性が必要だ」などと書いてしまえば，そこに矛盾が生じ，論旨の一貫性はなくなります。

③は，講義で取り上げられた理論や概念を正確に理解し，レポートの内容に反映させているかということです。例えば，講義で「5S活動とは，整理，整頓，清掃，清潔，しつけを徹底させる活動である」と説明されたのに，「私が考える5S活動とは，安全（Safety），充足性（Sufficiency）……の5つである」などと自分で勝手な解釈をしてはいけません。

▶ 思考力

④と⑤は似ています。いずれも「具体的事実」の背景にある法則性や共通点といった「概念」を洞察し，「別の具体的事実」とグループ化して考えることです。第3章で詳述する「帰納法」（P.39）という論理的思考ができていることを示せばクリアできます。例えば，「あまり声をかけてあげられなかった新人のAさん，Bさん，Cさんが辞めた」という事実から，「先輩や上司からあまり声をかけられていない新人は辞める可能性が高い」という考え（概念）を導く思考プロセスが「概念化」です。

⑥と⑦も，ほぼ同様のことを指摘しています。「社会は変化しているから，自分が勤務している病棟（現状）には問題がある（批判精神に基づく問題意識）」といった姿勢が，レポートに反映されているかが問われます（図2－1）。

⑧も，第3章で詳述する「演繹法」による論理的思考（P.42）で，「帰納法」の反対です。まず概念や理論を学び，それを「身近な現象に当てはめるとどんな事例があるだろう」などと事実に適用して考えることです。例えば，「上司や先輩からの細かいケアが薄い新人は，退職する可能性がある」という概念を想起して，「そう言えば，先月辞めたBさんも孤軍奮闘させてしまった時期があった」などという事実に当てはめてみるのです。

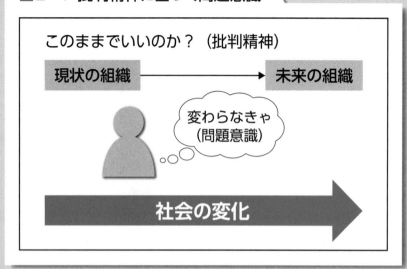

図2-1 批判精神に基づく問題意識

このままでいいのか？（批判精神）

現状の組織　→　未来の組織

変わらなきゃ
（問題意識）

社会の変化

　⑨も「患者満足度の面からだけではなく，コスト面から考えても……」などと批判精神を発揮して多角的に考える姿勢です。⑥と⑦に近いスタンスです。自分の主張（論）が，複数の根拠・理由（理）によって支持されることを示すことでも，多面的（多角的）思考は表せます。

　⑩は，問題解決に向けて自分が演ずるべき役割について，明確に示されていることです。例えば，「新人に声をかけることもルーティンな業務の一環と位置づけて，週のなかでその時間を取るようにする」といった記述なら，自らが進むべき道について主体的な選択ができていることを示します。

▶ 論述能力

　具体的には第5章（P.62）で述べますが，ここでは⑪と⑫は「主語と述語を明確に記した短い文章で書くこと」と，「『……ないことはない』などといった回りくどい（婉曲的な）表現はしない」という2点を指摘しておきます。

　⑬は，論理的思考を文章で示すということです。すなわち，文章のなかに明確な「論」とそれを支える「理」が明示されていることも評価基準になっています。

　⑭については，誤字・脱字やワープロの誤変換への注意を喚起しておきます。また，正しい語彙による記述をするために，意味があいまいな言葉は辞書などで確かめてから書く癖をつけましょう。このことについても，第5章で具体的に解説します（P.64）。

ULTRA®で評価基準は満たせる

　このようにレポートの評価基準を細かく確認していくと，「理解力」「（論理的）思考力」「論述能力＝表現力」，すなわちUnderstand（理解），Logic（論理），TRimming（整理），Action（表現）のそれぞれの能力が求められることが分かります。このことからも，ULTRA®の手順を踏んでレポートを書いていくことが，そのまま評価基準に沿った合格答案に至る王道だということが分かります。すなわち，**ULTRA®は，評価基準を満たす合格レポートを書くための道標**でもあるのです。

第3章

ULTRA® のL

レポートの核となる「論理（Logic）」の創り方
論＝考えと理＝理由のセットが「論理」

理解から「論理」創りへ

　評価基準や課題そのものの要求が分析的に理解できたら，レポートの中身を創る工程へと進みます。レポートや小論文とは，もともと定まっている答え，いわば正解を探して書くものではなく，「自部署では……」などと新たに一から内容を組み立てていくものです。それゆえ，ここではあえて「創る」という漢字を当てます。

　求められる論述内容は，まず課題要求の形式では「問題を挙げ，解決策についてあなたの考えを述べなさい」といったものが多いです。次に，評価基準としても「論理的な構成」や，前章で示したような帰納法や演繹法に基づく思考が求められています。

　例えば，「**自部署には……といった問題がある。そして，この問題の解決策として，私は……が有効であると考える**」といった主張（論）を書くことがまず求められています。次に，この記述を論理的なものにするためには，論に対する理を添えなければなりません。「**なぜこの解決策が有効なのか。それは……だから**」といった理由・根拠（理）も，レポートのなかに盛り込む必要があるのです。端的に言えば，レポートの中身とは「論と理」のワンセット，つまり「論理」なのです。

帰納法，演繹法という2種類の論理創り

第2章で示した表2－1の【例題1】（P.30）を題材にして考えてみましょう。

「自部署では，パート職員が……である（原因）。それゆえ，……という解決すべき課題が生じている（結果＝課題）。それに対して私は……といった解決策が有効であると考える（論）。なぜなら……だから（理由）」という論理のセットを創って文章にすれば，**「文章が論理的に構成されている」**といった評価基準をクリアすることができます。

▶ 帰納法での論理創り

論理を創るには，帰納法と演繹法の2つのアプローチがあります。1つ目が，与えられたテーマに関して具体的に生じている事実，現象を探るところから始める「帰納法」です。「パート職員がかかわっている看護サービス提供上の課題」について，まず自部署で生じている具体的な事例を想起します。次のような例を思い出すところからスタートします。

> そう言えば，先週患者からこんなクレームがあった。「入院までに飲んでいた薬の名前は，すでにお薬手帳を見せて看護師のAさんに伝えました。なぜ再び説明しなければならないのでしょうか」ということだった。調べてみると，パート職員のAさんは，勤務時間が終了したため，そのことを引き継がずに帰ってしまったということだ。同じ内容のクレームが，同じくパートの看護師Bさんの担当患者からも寄せられている。

この事実・現象の分析から，AさんやBさんに限定されない，次のような「パート職員にありがちな傾向」を導くことができます。

> パート職員は時間給で働いているためか，勤務時間を気にして職員間でしっかりコミュニケーションを取らないこともある。その結果，患者の満足度の低下（＝提供する看護サービスの質の低下）を招くことがある。

このように，事実から傾向（概念）を導くことが「概念化」です。なお，概念化は「一般化」「抽象化」「普遍化」といった言葉にも言い換えられます。帰納法によって，このように傾向，概念を導き出したことを示せば，「事実や経験を概念化することができる」といった評価基準もクリアすることができます。

さらに，【例題1】では「課題解決策」を述べることも求めていますので，その後，自部署で講じた対策とその成果などについても具体的事例を収集します。例えば，次のような事例を探してみます。

> 　AさんやBさんと話していると，「子どもの迎えや親の介護などがあるので，どうしても定時で帰る必要があるのです。だから，勤務時間どおりに終わって帰らなければなりません」といった事情があることが分かった。そこで，AさんとBさんに「では，定時30分前から報告内容の整理と引き継ぎに取り組み，漏れのないようにしたらどうか」と提案したところ2人とも承諾し，その後は職員間コミュニケーションの不備が是正され，患者からのクレームも減った。

こうした事例から，次のような一般的な傾向（概念）を導くことができます。

> 　パート職員に情報共有と職員間コミュニケーションの大切さについて理解を深めてもらい，実践できる環境を整えると，看護サービスの質も高まり，患者満足度の向上につながる。

▶ 「So what（だから何なの）？」と 「Why so（なぜ，そうなの）？」の問いかけをする

傾向（概念）が抽出できたら，それを理由・根拠として結論（論）を決めます。その際，「So what（だから何なの）？」といった問いを立ててみると，メッセージ性の強い意見を導くことができます（図3－1）。

例えば，「時間給で働いているパート職員は，勤務時間を気にして職員間でしっ

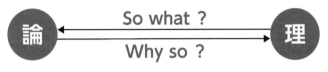

図3−1 「So what?」と「Why so?」

- "So what？"（だから，何？）と自問することにより設問の要求に沿った論が導ける。
- "Why so？"（なぜ，そうなの？）と自問することにより論理関係を補強することができる。

論 ←—— So what？ / Why so？ ——→ 理

かりコミュニケーションを取らず，その結果，提供する看護サービスの質の低下を招き，患者満足度が低下する」といった傾向に対してSo what？と問いかけてみると，「だから，それは解決すべき課題だ」といった論を導くことができます。

　また，「職員間コミュニケーションによる情報共有の重要性に対するパート職員の意識向上と，それを実践できる環境整備が実現できれば，提供する看護サービスの質も高まる」といった傾向に対してもSo what？と問いかけてみると，「だから，そうした意識向上と環境整備についての施策は，課題解決策として有効だ」といった論が導けます。

　論が決定したら，「**なぜそうなのか（Why so）?」と理由を問い直していくと，強固で説得力のある論理が築かれているかどうかを確認することができます**（図3−1）。

　「なぜ，意識の向上と環境整備がパート職員の人材マネジメント策として有効なのか」

　「それは，情報共有の重要性についてパート職員の人たちはそれほど意識しておらず，退勤時間に帰るということは彼女たちにとって守らなければならない習慣だから」

　「なぜ，退勤時間に帰ることをパート職員は堅守しなければならないのか」

　「それは，職務時間と私生活の区別ができるという理由でパート職員はその勤務スタイルを選んでいるからだ」

　このように問答を繰り返していくと，「論」と「理」の関係性の強さを確認することができます。

表3-1 帰納法による論理の創り方

1） テーマに関する具体的事実の想起・収集
[　　　　　　　　　　　　　　　　　　　　　　　　　　　　　　　　　　　　　]

2） 具体的事実から一般的傾向・概念を探る
[　　　　　　　　　　　　　　　　　　　　　　　　　　　　　　　　　　　　　]

3） 「だから何なの」と問うて結論を決める
[　　　　　　　　　　　　　　　　　　　　　　　　　　　　　　　　　　　　　]

4） 「なぜ，そうなの」と問うて論理を検証する
[　　　　　　　　　　　　　　　　　　　　　　　　　　　　　　　　　　　　　]

　これで，【例題1】について第2章で示した①②④（P.31）の要素は整いました。帰納法を用いてレポートの論理を創る思考プロセスとして，フローチャートを表3-1に示します。認定看護管理者教育課程や看護研究のレポート執筆を直前に控えた人は，与えられた課題に取り組む際に表3-1に記入しながら帰納法で考えてみてください。

▶ 演繹法での論理創り

　Logic（論理）創りの2つ目の過程は「演繹法」です。与えられたテーマに関して活用できそうな傾向（概念・理論・法則）を想起する段階から始めます。なお，そうした理論・法則などは，受講している講義で紹介されることもあるでしょう。また，特に紹介されない場合は，自分自身で文献を探索するなどして発見することもできます。いずれにしても演繹法では，そうした理論や法則を理由・根拠として結論（論）を導きます。

　例えば，文献を検索していたら「パート契約の看護職は，職務時間内に再教育・育成の時間が設定されていることにより職務満足度が高まる」といった趣旨の実証データを伴う論文を発見できたとします。客観的にその実証性を検証されている理論・法則を探ることができたら，それを理由・根拠とすることができます。そして，そこからSo what？と問いかければ，次のような結論に至ることができます。

表3－2 演繹法による論理の創り方

1）テーマに関連した理論・法則の想起・探索

[   ]

2）「だからこうだ」と理論・法則を当てはめて結論を決める

[   ]

3）身近で生じている具体的事実を探す

[   ]

だから，自部署でもパート契約の看護職の勤務時間内に再教育・育成の時間を設定することにより帰属意識や職務満足度を高めることができる。すると，看護サービスについてのバラつきが是正でき，平均的な質は向上する。

ただし，これでは一般論として終始してしまい，実証性を伴っていません。それゆえ，「本当に自部署で生じている課題の解決策として有効なのか」といった批判精神を持ち，このLogic（論理）が自部署でも成り立つことを検証する必要があります。

例えば，次のように演繹法で導いた論（仮説）を実際に実践し，その有効性を確かめてみるのです。

実際，自部署でも研修への参加を無償（ボランティア）にしていた時期には，パート職員の受講率が○％だったが，必要な研修を職務時間として時間給を計上したら受講率が◎％へと高まった。それ以降患者満足度も向上し，クレームの件数も減った。

このような演繹法の過程を踏むフローチャートを表3－2に示します。演繹法を用いてレポートの論理を創る思考プロセスとして，さまざまなレポート執筆に際して表3－2に記入しながら考えてみてください。

なお，可能ならば帰納法と演繹法は両方使うとよいでしょう。レポート・論文の説得力がより増します。

理論，概念に当てはめるのは演繹法

▶【例題2】(P.30, 表2−1) についての論理の考察

▶ 合格レポートにマッチした手法で解決

　第2章でも解説しましたが，この課題では，問題解決策として「5S活動」を用いることが前提とされているので，「5S活動の徹底によって自部署の問題は解決できる」と論を決めてしまって，後から自部署の具体的な問題を探すという演繹法によるアプローチが効果的です。

　なぜなら，帰納法的にアプローチしようとして，まずは自部署の具体的問題を探しはじめても，その問題が5S活動によって解決できるものでなければ，出題者から求められた要件を満たせないからです。はじめの一歩が無駄になってしまう事態が生じます。

　出題者が書いてほしいことは，「自部署の問題は，5S活動を徹底した看護管理プロセスを企画・実践することにより解決する」といった結論です。それゆえ，その結論を支持する「5Sが徹底されていないことによって生じている問題」を探すことが，合格できるレポートを書くための論理創りにおいて重要な条件になるのです。

▶ 現場を点検して論理を創る

　では，この課題を解くことを想定して，自部署で生じている具体的な問題を探してみましょう。「5Sのうち，どのSが徹底されていないだろうか。整理はどうか，整頓はどうか，清掃はどうか，清潔はどうか，しつけはどうか……」などと思考を巡らせていけばよいでしょう。

　なお，5S活動の徹底とは，もともと製造業の品質管理や品質向上のために導かれた発想・概念です。この5つのことを徹底させると「ムリ，ムラ，ムダ」のない生産活動ができ，結果的に商品の品質も高まることが実証されたことで定着したものです。

　製造業における商品とは，形のある製品（プロダクト）です。一方，医療におけ

表3-3 5S活動とは

整理：必要なものと不要なものを分け，不要なものは捨てる。

整頓：必要なものがすぐに取り出せるように場所や置き方を決め，表示
　　　など も分かりやすくする。同時に，欠品があったら補充する。

清掃：掃除をしてきれいな状態を保つ。

清潔：清潔さを保つ。

しつけ（または習慣化）：整理・整頓・清掃・清潔のために決
　　　められたルールを守るよう習慣づける（教育する）。

る商品とは，プロダクトというよりはむしろ形のない役務（サービス）です。その医療サービス，看護サービスの提供にも効果を発揮することが分かってきたため，看護管理の分野でも参照されるようになりました。ここで，それぞれのSについて確認していきましょう。自部署を顧みて，**表3-3**の5点が徹底されているか点検してみます。もし徹底されていないとすると，そのことでどんな問題が発生しているかを提示することにより，「5Sを徹底させる看護管理プロセスを計画・実践するから（理），自部署の問題は解決できる（論）」といった論理が実証できます。

　具体的には，次のような事例などは，論理を実証するのに妥当でしょう。

　　私の勤務している病院は，昨年末に病棟が新築され移転した。自部署である外来部門も同時に移転し，採血や点滴は採血室に一元化されるなど，ハード面は一新され充実してきた。

　　しかし移転後，特に整理・整頓が滞っているために仕事効率が低下している。具体的には，まず旧病棟から引き継いできた物品の要不要が識別されておらず，不要なものも残っている（整理の不徹底）。また，置くべきところに置くべきものが置かれておらず，動線が複雑なままである（整頓の不徹底）。その結果，診療終了時間が遅くなり，勤務超過が常態化してしまっている（5Sの不徹底による自部署の問題）。

表3-4 5S活動の徹底を計画・実践することによる看護管理プロセスの重要性

1) 5S活動を徹底した看護管理プロセスが，安全で働きやすい職場環境を創る（論）

2) 5Sの徹底は，さまざまな組織の職場環境を安全で働きやすくするものだ（理）

3) 5S活動を徹底すれば解決できる自部署の問題（具体的事実＝実証）
[   ]

　読者の方々も，練習問題としてこの【例題2】の論理創りについて考えてみてはいかがでしょうか。表3-4の空欄を補充すると，読者ならではの【例題2】の論理が出来上がります。

▶【例題3】(P.30, 表2-1) を解くための論理の考察

　【例題2】と同じくこの課題も，あらかじめ論理構造は暗黙裡に指示されていると考えることができます。すなわち，課題の分析的理解から，次のような演繹法による論理展開が望まれていると判断できるのです。

　　フォースフィールド分析によって組織を分析した後，変革の8段階理論を用いて解決策を企画・実践していくと組織が変革する（前提＝理）。だから，フォースフィールド分析を用いて自組織を分析したうえで看護管理者として変革の8段階理論に基づいたチャレンジの具体的方策を策定すれば，自組織が変革（活性化）する（自組織への適用＝論）。

そこで，この課題も方程式に当てはめるように，指定された分析手法（フォースフィールド分析）を用いて，自組織を分析するところからスタートしましょう。

　なお，フォースフィールド分析とは，何らかの計画が滞っている場合，そこに働いている見えない２つの力，すなわち「推進力（追い風）」と「抵抗力（向かい風）」を可視化するフレームワーク（思考の枠組み）です。例えば，次のように思考を巡らせていくと，「自組織活性化についての抵抗力と推進力」が見えてきます。

　　現在，自組織は私が目標とするほど活性化してはいない。象徴的な事象として，新卒者の定着がよくないことが挙げられる。ほとんどの新卒看護師が３年未満で辞めてしまい，職員の平均年齢は高まる一方だ。

　　そこで，さらなる活性化，すなわち新卒者の定着に向けた抵抗力と推進力について考えてみよう。まず，新卒者の定着についての抵抗力だが，最も大きな力は仕事の忙しさだろう。忙しさが肉体的および精神的な疲労につながり，燃え尽きてしまう。ただし，仕事が大変でも上司や先輩による定期的なケアがあれば，踏ん張りにもつながる。そう考えると，定期的なケアの欠如も抵抗力と考えられる。ほかには，……。

　　続いて推進力だが，少なくとも私が新卒で入職して以来，自組織で働き続けているのは，患者からの謝意や上司からの承認があったからだ。承認によって自分の成長を客観的に示されたことは，自信にもつながった。これがいわゆるメタ認知（自分がどのくらいの能力があるかということを自分でも認知していること）なのかもしれない……。

　このように考えていくと，出題意図でもある「フォースフィールド分析による自組織の分析」は着々と進んでいきます。

　次に行うべき過程は，チャレンジすべき具体的方策の案出です。出題意図から探ると，このプロセスでは「変革の８段階理論に基づくもの」である必要があります。「８段階」という多段階が，「具体的」という指示とリンクします。なお，変革の８段階理論とは，ハーバード・ビジネススクール（経営大学院）で教鞭もとっていたジョン・コッターによって提唱されたもので，次のような８段階のプロセスを踏むことによって，組織は段階的に変革できるという理論です。

第1段階：危機意識を高める
第2段階：変革を推進するチームをつくる
第3段階：戦略とビジョンを生み出す
第4段階：変革のビジョンを周知徹底する
第5段階：メンバーの自発的な行動を促す
第6段階：短期的な成果を実現する
第7段階：成果を基にさらなる変革を進める
第8段階：変革を組織に定着させる

　ここでは，理論を実践的行動に当てはめてみるといった演繹的な思考力を発揮します。先ほど分析した自組織の抵抗力と推進力を顧みて，8段階の具体的行動を考え出していくと，次のように考え進めることができます。

　　新卒看護師たちが定着しないということは，いつまでも既存職員の仕事を引き継ぐ人材が出てこないことを意味し，人手不足の状況が延々と続き，自分たちの仕事が楽にならないことを意識してもらう（第1段階：危機感の喚起）。

　　副師長および主任によって，卒後3年未満の看護師の勤務状況を毎週把握するチームを結成する（第2段階：変革推進チームづくり）。

　　変革チームが中心になって卒後3年未満の看護師の勤務超過状態を軽減し，承認によるメタ認知を促すことを目指す（第3段階：戦略とビジョンの策定）。

　　変革チームによって把握された超過業務の看護師は，翌週は超過がなくなるよう定時退所に気を配る。同時に，業務の習熟度に関しても定期的に承認していこう。このことをリーダーである自分はチームメンバーに常時問いかける（第4段階：変革ビジョンの周知徹底）。

　　戦略・ビジョンが実行できているチームメンバーには承認を，できていないメンバーにはできていない理由を問い，障壁を取り除く（第5段階：自発的行動の促進）。

対象となる３年未満の若手の変化をモニタリングする（第６段階：短期的成果の実現）。

　　チームメンバーと若手の変化を確認しながら，プロジェクトをさらに徹底していく（第７段階：さらなる変革の推進）。

　　３年未満の新卒看護師を育てるという組織風土を創造し，先輩職員全員がその姿勢を体現した組織にする（第８段階：変革の組織への定着）。

　このように展開していけば，「講義で紹介された分析手法や理論に当てはめて，看護管理者として自組織を活性化させるためのチャレンジ（具体的方策）」が出来上がることになります。初見では，【例題３】は難しそうに思える課題だったかもしれません。しかし，このように課題そのものを分析的に理解し，論理を創る原則に則れば，気づいたらレポートの中身が着々とできてくるはずです。

　なお，論理を創る原理原則とは，帰納法なら「例えば……（事例想起）⇒あるある探し（一般化，概念化）⇒だから何なの（論の決定）」といった流れで思考を展開することです。一方，演繹法なら「活用できる理論，法則はこれだ（前提想起）⇒だから自組織でもそうなるはずだ（適用，論の決定）⇒例えば……（事例想起）」といった思考プロセスを経ることです。つまり，**帰納法は「あるある探し」からスタートする手法，演繹法は「例えば探し」でまとめる論理的思考**です。

　さて，このように帰納法または演繹法によって論理ができたら，考え散らかしたことを読み手が読みやすい構成へと整理する必要があります。それが，第４章で解説するTRimming（整理）の工程です。

ULTRA® のTR

読みやすい構成へと「整理（TRimming）」する
読者の多様な要望に向けて論理を「整理」する

考えを整理する手法はさまざま

　Logic（論理），すなわち「書くべき内容（自分はこう考える＝論，なぜなら〜だから＝理）」が完成したら，考え散らかした内容を「読み手が分かりやすい構成にする」，つまり整理する必要があります。それが第3の工程TRimming（整理）です（総論でも述べましたが，この工程のみTRと初めの2文字を採用しています）。読み手が分かりやすい構成には，大きく分けると次の3タイプが考えられます。

▶「序論・本論・結論」といった一般的なレポートや小論文で用いるパターン

　まず第一のパターンは，一般的に「レポートや小論文はこのような構成で書くと分かりやすい」と広く認められている構成です。代表的なのが，「言いたいことを先に書く（英語では"Main Point First"）」といった原則に則った「序論・本論・結論」のパターンです。

　序論では，「論点（論の焦点，テーマ）」と「論（考え，主張）」をストレートに

述べます。また，論点の前に施設の紹介など，「導入」などを入れてもよいでしょう。本論では，「論拠（論の根拠）」や証拠となる「具体的事実」を述べます。冒頭に述べた論の妥当性を証明する部分ですので，本論が最も長くなります。結論では，「論の確認」を示します。字数に余裕があれば，「私は今後こういう方向に進みたい」などといった「論の発展的展開（方向性）」を入れてもよいでしょう。

　整理すると，序論・本論・結論は次のように構成されます。

> **序論：（導入＋）論点＋論**
> **本論：論拠＋具体的事実**
> **結論：論の確認（＋方向性）**

▶ 業界での慣例や出題者から指定されたパターン

　第二のパターンは，業界で慣例化している構成や，「こんな構成で書いてほしい」などと出題者から指定された構成です。

　例えば，現在，私は日本看護協会神戸研修センターにて定期的に研修に登壇していますが，その際，「『背景・現状・分析・考察・提案』といった5部構成での文章の書き方も，カリキュラムに入れてください」と要望されたことがあります。この研修に参加した人は，レポートを書く際，この構成でまとめた方がよいでしょう。

　また，看護研究や学会に提出する論文では，「はじめに（背景）」「目的（意義）」「方法」「結果」「考察」「結論」「まとめ（結語）」の7部構成が推奨されています。看護研究や学会に提出する論文を執筆する際には，この構成パターンで書くことが望まれます。

▶ 課題の要求に対して順に応えていくパターン

　第三のパターンは，課題の要求が複雑な時，課題で要求されている要素を順番に提示していく構成です。第2章で挙げた【例題2】や【例題3】（P.30，**表2－1**）では，複数のことを尋ねられているので，それらに順に答えていく構成パターンで書けば，読者＝評価者（採点官）も「しっかり課題に答えている」と判断するでしょう。

　例えば，【例題2】では，「自部署で起こっている問題の提示」「状況の分析」「自分が考える問題解決のための看護管理プロセス」といった3つの要素を順番に述べていけばよいのです。【例題3】では，「自組織を活性化させるための自分の看護管

理者としてのチャレンジ」「講義で紹介した分析手法や組織運営に関する諸理論の紹介」「分析手法を適用した所属部署の現状分析」「理論を適用した組織活性化のための具体的方策」といった4つの要素を順に書いていくのです。

▶ 不安になったら講師に質問

ここでは3つの構成パターンを挙げましたが，実際のところどのような構成で書けば最も高く評価されるのか確証が持てないまま書きはじめるのでは，正直なところ不安もあるでしょう。不安が拭われない場合は，講義を担当する講師に直接尋ねるとよいでしょう。「序論・本論・結論で書けばよいのでしょうか。それとも，看護研究などと同じパターンで書けばよいのでしょうか。あるいは，課題に答えていることを分かりやすく示すために，課題の要求に対して順番に答えていく構成パターンがよいのでしょうか。アドバイスをいただければ幸いです」などと質問するのです。

全く準備もなく，ゼロの状態で「どのような構成で書けばよいですか」と問うたら，「それは自分で考えてください」とたしなめられるかもしれません。しかし，上述のようにこちらも準備していることを伝えれば，ヒントはもらえると思います。

さまざまな構成パターンを実践してみる

このような構成パターンを学んだら，実践することが大切です。レポートや小論文を書くことに慣れてくると，課題を読み進むうちに「どのような構成になるか」といったイメージが自然と頭に浮かんでくるものです。そこで，それぞれの例題に対する構成例を，パターン別に挙げてみます。まずは，「序論・本論・結論」で構成をまとめてみましょう。

▶ 第一のパターンでの構成例

【例題1】

序論

　パート職員の有効活用が，地域包括ケアシステムの構築にとっても必要だ。しかし，現状では，パート職員との職員間コミュニケーションに不備があり，看護の質の低下といった問題も招いている（導入）。では，どのような解決策を講ずればよいか（論点）。結論から言えば，パート職員の勤務時間の中に職員間コミュニケーションが十分にできるルーティンを盛り込めばよい。そのことにより，情報交流が活性化し，提供する看護の質の向上にもつながるだろう（論）。

本論

　パート職員が，パートという雇用形態を選ぶ理由の一つに家庭事情がある。看護の世界でもワーク・ライフ・バランスの重要性が叫ばれるなか，ライフを犠牲にする施策は現実的でない。それゆえ，パート職員の勤務時間中に，しっかり職員間コミュニケーションのルーティンを組み込めば，情報の共有は進む（論拠）。実際に，自部署でもそうした施策に取り組んだが，パート職員の職務満足度と患者の満足度の双方が上がった（**具体的事実**）。

結論

　以上の考察より，パート職員の意識の向上を図り，職員間コミュニケーションを活性化させるには，ルーティンのなかに情報伝達を盛り込む策が有効となる。その結果，提供する看護サービスの質も高まる（論の確認）。こうした施策が病院運営にどのような影響を及ぼすか，継続的にモニタリングし，その結果を発表し，他施設とも分かち合っていきたい（**方向性**）。

【例題2】

序論

　日本看護協会でも，「看護職の健康と安全が，患者の健康と安全を守る」ことを根拠として，看護職のワーク・ライフ・バランスを積極的に推奨し，さまざまな制度を紹介している（導入）。ところが，自部署では時間外勤務が常態的で，ワーク・ライフ・バランスに著しい支障を来している。必ずしも働きやすい職場環境が整っていないのだ。

　では，どうすれば安全で働きやすい職場環境が整うのだろうか（論点）。結論から言えば，「整理・整頓・清掃・清潔・しつけ」といった5S活動の徹底を

看護管理プロセスに織り込むことによって，職場の安全と働きやすさを保つことができる（論）。

看護管理プロセスのなかに5S活動の徹底を盛り込むことによって，なぜ安全で働きやすい職場環境が整うのだろうか。それは，自部署では5S活動，特に整理，整頓，しつけの3点が励行されていないことにより，冒頭に述べた時間外勤務の常態化が生じているからだ（論拠）。具体的には，以下のような状況が私の勤務している病院で発生している。

当院は，昨年末に病棟が新築され，自部署である外来部門も同時に移転した。採血や点滴は採血室に一元化されるなど，ハード面は一新され充実してきた。しかし移転後，特に整理・整頓が滞っているために仕事効率が低下している。例えば，まず旧病棟から引き継いできた物品の要不要が識別されておらず，不要なものも残っている（整理の不徹底）。また，置くべきところに置くべきものが置かれておらず，動線が複雑なままである（整頓の不徹底）。さらに，機器や事務用品などの設置・収納場所について，定められたルールが守られていない（しつけの不徹底）。その結果，物品を探したり，スムーズな移動に支障を来したり，看護業務以外にも時間がとられて診療終了時間が遅くなり，勤務超過になってしてしまっている（**具体的事実**）。

新築移転の前から，このような5S活動の徹底については，特に看護管理プロセスのなかで重視されていなかった。これを機に，看護管理者として看護管理プロセスにおける5Sの徹底の重要性を痛感した。

以上の考察から，安全で働きやすい職場環境を整えるため，5S活動の徹底が看護管理プロセスにおける重要課題であると私は考える（**論の確認**）。5S活動の不徹底によって勤務超過が生じている現実を，まずスタッフ間で共有したい（**方向性**）。

【例題3】

日本看護協会でも，「看護職の健康と安全が，患者の健康と安全を守る」という前提に立ち，看護職のワーク・ライフ・バランスの実現を強力に推奨し，さまざまな公的制度も紹介している（**導入**）。しかし，残念ながら自組織では，

序論
そのワーク・ライフ・バランスを実現できないことが一つの要因となり，若手職員の定着率が低くなっている。その結果，既存職員の業務負担は軽減されず，ワークとライフのアンバランスが是正されない問題が生じている。

そこで，こうした硬直した組織を活性化させるために，看護管理者として私はどのようなチャレンジに取り組めばよいか（**論点**）。結論から言えば，若手の定着を促進させるために，以下に示す8段階の変革プログラムを設計し，実行していくことにチャレンジしていきたい（**論**）。〈8段階の変革プログラムは省略〉

本論

では，なぜ若手の定着を促す変革が，硬直化した組織を活性化させるのか。それは，若手が定着すれば，既存職員の業務自体も軽減されるからだ。また，既存職員に「育てた」といった自己効力感も高まる。自己効力感の高まりは，職務満足度や継続意欲にもつながることが○○の研究によって明らかになっている。

さらに，コッターの8段階理論によって，さまざまな医療機関が組織活性化のための変革を実現できている（**論拠**）。実際，フォースフィールド分析によって自組織の問題を分析してみると，抵抗力として……，推進力として……がある。この分析に基づき，抵抗力を軽減させ，推進力を強化していくプロセスとしてコッターの8段階変革理論を用いて，冒頭で示した8段階プログラムを設計した（**具体的事実**）。

結論

以上の考察より，看護管理者として自組織の活性化のためにチャレンジすべき課題は，若手職員の定着率向上である。そのための具体的方策として，序論で掲げた変革のための8段階のプロセスが有効であると考える（**論の確認**）。このプログラムを実践しながら，修正すべき点などに留意しながら，随時更新していきたい（**方向性**）。

▶ 第二のパターンでの構成例

次に，第二パターンの業界の慣例的な書き方，すなわち「背景・現状・分析・考察・提案」といった構成パターンを実践してみましょう。各例題に対応するレポートの構成を考えるとすると，次のようになります。

なお，「背景・現状・分析・考察・提案」のそれぞれの要素としては，概ね次の

ような内容を盛り込めばよいでしょう。

> **背景：国や地域の動向（マクロ環境，メソ環境）**
> **現状：自施設や自部署の現状の提示（ミクロ環境）**
> **分析：現状で生じている問題の分析**
> **考察：問題の解決策や自身が担うべき役割（課題）の考察**
> **提案：自施設や他施設への提案**
>
> ※マクロ環境，メソ環境，ミクロ環境とは，自部署を取り巻くマクロ（大）な社
> 　会，メソ（中）な社会，ミクロ（小）な社会といったサイズ感を意味している。

【例題1】

背景　自施設にも地域包括ケアシステムの構築が求められている。そこで，チームで看護を進めていく必要があり，パート職員の有効活用，戦力化を図る必要がある。

現状　しかし現状では，パート職員との職員間コミュニケーションに不備があり，看護の質の低下といった問題も招いている。

分析　パート職員が，パートという雇用形態を選ぶ理由の一つに家庭事情がある。パートとして勤務している時間内で仕事を完結させ，家に帰らなければならないのだ。

考察　看護の世界でもワーク・ライフ・バランスの重要性が叫ばれるなか，ライフを犠牲にする施策は現実的でない。それゆえ，パート職員の勤務時間中に，しっかり職員間コミュニケーションのルーティンを組み込めば情報の共有は進み，その結果，看護の質の向上にもつながると考えられる。実際に，自部署でもそうした施策に取り組んだが，パート職員の職務満足度と患者の満足度の双方が向上した。

提案　こうした施策が病院運営にどのような影響を及ぼすか，継続的にモニタリングし，その結果を発表し，他施設とも分かち合っていきたい。

【例題2】

背景
日本看護協会でも，「看護職の健康と安全が，患者の健康と安全を守る」ことを根拠として，看護職のワーク・ライフ・バランスを積極的に推奨し，さまざまな制度を紹介している。

現状
ところが，自部署では時間外勤務の常態化によって，ワーク・ライフ・バランスに著しい支障を来している。必ずしも働きやすい職場環境が整っていないのだ。

分析
自部署では，「整理・整頓・清掃・清潔・しつけ」の5S活動，特に整理，整頓，しつけの3点が励行されていないことにより，冒頭に述べた時間外勤務の常態化が生じている。具体的には，以下のような状況が私の勤務している病院で発生している。

当院は，昨年末に病棟が新築され，自部署である外来部門も同時に移転した。採血や点滴は採血室に一元化されるなど，ハード面は一新され充実してきた。しかし移転後，特に整理・整頓が滞っているために仕事効率が低下している。例えば，まず旧病棟から引き継いできた物品の要不要が識別されておらず，不要なものも残っている（整理の不徹底）。また，置くべきところに置くべきものが置かれておらず，動線が複雑なままである（整頓の不徹底）。さらに，機器や事務用品などの設置・収納場所について，定められたルールが守られていない（しつけの不徹底）。その結果，物品を探したり，スムーズな移動に支障を来したり，看護業務以外にも時間がとられて診療終了時間が遅くなり，勤務超過になってしまっている。

新築移転の前から，このような5S活動の徹底については，特に看護管理プロセスのなかで重視されていなかった。これを機に，看護管理者として看護管理プロセスに5Sの徹底の重要性を痛感した。

考察
勤務超過を是正する施策として，5S活動の徹底を看護管理プロセスに織り込むことによって，職場の安全と働きやすさを保つことができる。

まずは，5S活動の不徹底によって勤務超過が生じている現実をスタッフ間で共有したい。次に，5Sの徹底の重要性を説き，具体的なマニュアルなどの制作に着手し，5Sを徹底するプロジェクトを推進していきたい。

【例題3】

日本看護協会でも，「看護職の健康と安全が，患者の健康と安全を守る」という前提に立ち，看護職のワーク・ライフ・バランスの実現を強力に推奨し，さまざまな公的制度も紹介している。

しかし，残念ながら自組織では，そのワーク・ライフ・バランスを実現できないことが一つの要因となり，若手職員の定着率が低くなっている。その結果，既存職員の業務負担は軽減されず，ワークとライフのアンバランスが是正されない問題が生じている。

現状を分析すると，「若手職員のワーク・ライフ・バランスの崩れ⇒若手職員の離職⇒既存職員の負担増⇒既存職員のワーク・ライフ・バランスの崩れ」といった悪循環が生じていることが分かる。また，フォースフィールド分析によってこうした自組織の問題を分析してみると，抵抗力として……，推進力として……があることが分かる。

悪循環を断ち切ることができれば，組織を活性化することができる。そのために，抵抗力を軽減させ，推進力を強化する必要がある。例えば，推進力の一つが自己効力感である。既存職員が「育てた」といった実感を持てれば，自己効力感が高まり，職務満足度や継続意欲にもつながることが○○の研究によって明らかになっている。そこで，コッターの8段階変革理論を用いて，組織活性化のために有効と考えられる8段階プログラムを設計した。

今回設計した8段階プログラムを実践しながら，変化をモニターし，修正すべき点などに留意しながら，随時更新していきたい。

▶ 第三のパターンでの構成例

　最後に，第三のパターンである「設問の要素に順に答えていく」構成で，【例題2】と【例題3】の構成を組んでみましょう。

　まず，【例題2】の設問を分析すると，「自部署で起こっている問題」「状況の分析」「あなたが考える問題解決のための看護管理プロセス」といった3つの要素を盛り込む必要があると分かります。そこで，この3つを順に示していけばよいでしょう。

　また，【例題3】でも，「自組織を活性化させるための看護管理者としてのチャレンジ」「講義で紹介した分析手法や組織運営に関する諸理論の適用」「所属部署の現状分析，組織を活性化させるための具体的方策」といった3要素を整える必要があると判断できます。それゆえ，その順にまとめていきます。

　なお，これらの順序は，あらかじめ冒頭で宣言しておくとよいでしょう。【例題2】ならば，「自部署で起こっている問題，状況の分析，私が考える問題解決のための看護管理プロセスの3点について順に論じていきたい」などと宣言するのです。【例題3】なら，「自組織を活性化させるための看護管理者としての私のチャレンジ，講義で紹介された分析手法や組織運営に関する諸理論を適用させた所属部署の現状分析，組織を活性化させるための具体的方策の3点について順に論じていきたい」などと初めに宣言するとよいでしょう。

　このように冒頭で宣言することで，評価者も心の準備ができます。「自分の問いに対する答えはどこに書いてあるのか」と探す手間が省けます。

【例題2】

導入

　自部署で生じている問題を解決するための看護管理プロセスについて論じたい。第一に自部署で起こっている問題，第二に状況の分析，第三に私が考える問題解決のための看護管理プロセスについて，順に論じていきたい。

自部署で起こっている問題

　日本看護協会でも，「看護職の健康と安全が，患者の健康と安全を守る」ことを根拠として，看護職のワーク・ライフ・バランスを積極的に推奨し，さまざまな制度を紹介している。ところが，自部署では次のような問題が生じている。すなわち，時間外勤務が常態的で，ワーク・ライフ・バランスに著しい支障を来している。必ずしも働きやすい職場環境が整っていないのだ。

こうした状況を分析してみると，以下のような実態が明らかになった。自部署では，「整理・整頓・清掃・清潔・しつけ」といった5S活動，特にそのなかでも整理，整頓，しつけの3点が励行されていないことにより，先に述べた時間外勤務の常態化が生じている。具体的には，以下のような状況が私の勤務している病院で発生している。

当院は，昨年末に病棟が新築され，自部署である外来部門も同時に移転した。採血や点滴は採血室に一元化されるなど，ハード面は一新され充実してきた。しかし移転後，特に整理・整頓が滞っているために仕事効率が低下している。例えば，まず旧病棟から引き継いできた物品の要不要が識別されておらず，不要なものも残っている（整理の不徹底）。また，置くべきところに置くべきものが置かれておらず，動線が複雑なままである（整頓の不徹底）。さらに，機器や事務用品などの設置・収納場所について，定められたルールが守られていない（しつけの不徹底）。その結果，物品を探したり，スムーズな移動に支障を来したり，看護業務以外にも時間がとられて診療終了時間が遅くなり，勤務超過になってしてしまっている。新築移転の前から，このような5S活動の徹底については，特に看護管理プロセスのなかで重視されていなかった。

以上の考察から，私が考える問題解決のための看護管理プロセスとは，5S活動の徹底である。安全で働きやすい職場環境を整えるため，5S活動を徹底した看護管理プロセスを構築することが急務である。そのために，5S活動の不徹底によって勤務超過が生じている現実を，まずはスタッフ間で共有するところからスタートしたい。

【例題3】

自組織を活性化させるために，私が看護管理職としてチャレンジしたいことについて論じたい。第一に自組織を活性化させるために看護管理者としての私のチャレンジを述べ，第二に講義で紹介された分析手法や組織運営に関する諸理論を適用して所属部署の現状を分析し，第三に組織を活性化させるための具体的方策について順に論じていきたい。

日本看護協会でも,「看護職の健康と安全が,患者の健康と安全を守る」という前提に立ち,看護職のワーク・ライフ・バランスの実現を強力に推奨し,さまざまな公的制度も紹介している。しかし,残念ながら自組織では,そのワーク・ライフ・バランスを実現できないことが一つの要因となり,若手職員の定着率が低くなっている。その結果,既存職員の業務負担は軽減されず,ワークとライフのアンバランスが是正されない問題が生じている。そこで,こうした硬直した組織を活性化させるために,私は看護管理者として若手定着の促進にチャレンジしていきたい。

まず,講義で紹介されたフォースフィールド分析によって上記の自組織の問題を分析してみると,抵抗力と推進力として,次のような力が存在することが分かった。まず抵抗力として……,次に推進力として……があることが判明した。この分析に基づき,抵抗力を軽減させ,推進力を強化していくプロセスを講ずる必要があると考えた。それには,コッターの変革の8段階理論が有効であると判断した。実際,コッターの8段階理論によって,さまざまな医療機関が組織活性化のための変革を実現できている。なお,変革の8段階理論とはこうである。……。

変革のための8段階理論に当てはめた,組織活性化のための具体的方策は以下のとおりである。(具体的方策)このプログラムを実践しながら修正すべき点などに留意しながら,随時更新していきたい。

＊　＊　＊

　論述の中身(Logic〈論理〉)を創った後に,それを読み手が分かりやすいようにTRimming(整理)するプロセスについて,3つのパターンを紹介しました。実際にレポートをまとめる際には,評価者の視点を意識し,こうしたバリエーションから最適な構成を選んで書けば,自ずと合格答案になります。

　第5章では,この構成をどのように膨らませていくか,そのAction(表現)の手法について紹介します。

ULTRA® のA

構成を膨らませながら「表現（Action）」する

明解・平易な日本語で膨らませて「表現」する

Action（表現）の2つの注意点

実際に執筆する段階が，最後の工程Action（表現）です。整理の段階で練った構成のとおりに指定された字数まで膨らませながら書いていくプロセスです。

Actionにおいて注意すべきポイントは，次の2つです。

- 正しく分かりやすい言葉で表現すること
- TRimming（整理）で組んだ構成を崩さずに表現すること

▶ ポイント1：正しく分かりやすい言葉で表現する

まず，第一の「正しく分かりやすい言葉で表現する」ポイントについて，具体的な指針を5つ示します（表5－1）。

▶ 1. 1文はできるだけ短くする（50字を超えたら黄色信号）（表5－2）

1文は，できるだけ短く切りましょう。1文が長いと，主語と述語の関係が不明確になり，修飾語と被修飾語の関係も分かりにくくなります。例えば次のような文

表5−1　分かりやすい日本語で書くコツ

❶1文はできるだけ短くする。　50字で黄色信号，100字で赤信号。

❷自信のない語句は，意味を調べてから書く。
　読みは同じでも，「確信」「核心」「革新」などと同音異義語もある。

❸呼応表現（係り結び）の「結び」に気をつける。
　「彼女がミスをすることなど<u>よも</u>や<u>あるまい</u>」など。

❹数値の単位は統一する。
　×　18時から20時00分になることもあった。
　○　18時から20時になることもあった。

❺回りくどい表現はせず，ストレートに書く。
　二重否定（〜ないことはない），反語（ないではないか）⇒肯定表現（ある）にする。

表5−2　1文は短めに

・ひと続きの文は歯切れよく短めに
　1文が長すぎると，次の2点の分かりにくさを招く。
　①主語─述語の関係をあいまいにする　　②修飾語─被修飾語の関係をあいまいにする

・短く切って接続詞でつなぐ
　×　文章は「……し，……して，……たり，」などと連用中止法や接続助詞を用いてダラダラつなげると分かりにくい。
　○　読点を打つ前に言い切る。そして，接続詞で「……した。そして，……した。さらに……こともあった。また，……もした。」などと新しい文をつなげる。

章は，1文が長いばかりに内容が分かりにくくなっています。さらに，主語・述語の関係や修飾語・被修飾語の関係もあいまいです。

　厚生労働省では，働き方改革を推進しているが，それを受けて日本看護協会でも「看護職の健康と安全が患者の健康と安全を守る」ために，看護職のワーク・ライフ・バランスについて，職場を働きやすい環境にするために，勤務時間の短縮化，有給休暇の消化，睡眠時間の確保が重要だと言われている。

このような分かりにくい文章にならないためには，「，（読点）」を打ってだらだら続けずに，切れるところでは「。（句点）」を打っていったん文を終えることが大切です。そして，接続語などを用いて新しい文へとつなぐのです。

具体的な分量としては，50字を超えたら黄色信号，100字を超えたら赤信号だと肝に銘じてください。つまり，50字を超えてきたら「そろそろ『。（句点）』を打とう」と意識し，100字を超えたら「まずい。この文はどこか途中で切る必要がある」と見直す必要があるのです。先ほどの文も，次のように短く切ってつなげると分かりやすくなります。

厚生労働省では，働き方改革を推進している。この動きを受けて日本看護協会でも「看護職の健康と安全が患者の健康と安全を守る」として，看護職のワーク・ライフ・バランスの重要性について周知している。具体的には，ワーク・ライフ・バランスが保たれる働きやすい職場環境にするために，勤務時間の短縮化，有給休暇の消化，睡眠時間の確保などを重要事項として掲げている。

このように1文を3文に分けることで，かなり読みやすい文章になっています。レポートの評価基準にも「文章が平易である」「文章が明確（明解）である」といった項目がありました。平易で言いたいことが明確な文章を書くためにも，1文は可能な限り短くすることが大切です。

▶ 2. 自信のない語句は，意味を調べてから書く

語彙を間違えてしまうと，言いたいことが伝わらない場合があります。それゆえ，意味をはっきりと理解していない語句を用いる時には，調べる必要があります。私は，日総研出版主催のセミナーや各都道府県看護協会主催の研修の受講者のレポートを添削する機会がありますが，たまに不適切な語彙の使用に出くわします。例えば，次のようなケースは，よく読むと「おかしい」表現になっています。

自部署は，昨年新築された施設に移動した。新たな処置・検査室ではさまざまな処置や検査を一元化し，ハード面も一掃され，以前よりはかなり充実してきた。ただし，移転後の整理整頓が滞っているために動線があり，効率的な業務を妨げていた。

一見問題なさそうな表現ですが，明らかに語彙の使い方に誤りのある箇所があります。第２文の「ハード面も一掃され」という箇所，そして第３文の「動線があり」という箇所です。

　「一掃される」ということは，「すべて掃われる（＝取り除かれる）」ということですから，医療機器などのハードウェアがなくなってしまうことを意味します。これでは，処置も検査もできなくなってしまいますので，別の語彙に変更する必要があります。似ている言葉ですが，ここでは文脈から判断して「一新（すべて新しくなること）」が妥当でしょう。

　「動線があり」の表現にも無理があります。この文脈だと，「動線があるから効率的な業務を妨げられる」と受け取れますから，言いたいことは「動線をなくせば効率的な業務は妨げられない」ということだと判断できます。しかし，動線をなくすことなどできるでしょうか。「どこでもドア」でもない限り，それは不可能です。そこで，効率的な業務が妨げられている原因は，動線が「ある」ことではなく，動線が「複雑化している」ことであると示せば，文意が通じると分かります。

　第１章でも述べたようにMicrosoft社のWordなどのワープロソフトは随分と賢くなり，語彙のミスなどを自動的に指摘してくれるようになりました。しかし，日本語の上述のようなミスは，まだまだ見逃しています。それゆえ，自信の持てない言葉は調べてみましょう。上述の文章も，次のように訂正すると正確な表現になります。

　　自部署は，昨年新築された施設に移動した。新たな処置・検査室ではさまざまな処置や検査を一元化し，ハード面も一新され，以前よりはかなり充実してきた。ただし，移転後の整理整頓が滞っているために動線が複雑化しており，効率的な業務を妨げていた。

▶ 3. 呼応表現（係り結び）の「結び」に気をつける

　日本語には，「全く」という副詞を用いたら「ない」などの打ち消しの語で結ぶといった慣例があります。こうした法則を，かつては「係り結び」と呼ばれ，現代文法では「呼応」と言われています。こうした呼応表現でも誤るケースがありますので，第１章で示した**表１－７**（P.25）を参考にしてください。

次の例文は，こうした呼応を間違えて使っているものです。どこがどのように間違っているか，考えてみましょう。

> ミスを犯すのは，おそらくＡさんではなく，ＢさんやＣさんたちだと私は想定していた。すなわち，その時の私の判断は，「よもやＡさんがミスを犯すようなことはない」というものだった。それゆえ，Ａさんがミスを犯したことは，私にとって全く想定外のことだった。私はまるで狐につままれて，茫然としてしまっていた。

呼応に関して随所にミスがあるにもかかわらず，不思議とMicrosoft社のWordですら指摘しません。呼応の規則に従うと，この文は次のように書き換えなければなりません。下線部に注目してください。

> ミスを犯すのは，おそらくＡさんではなく，ＢさんやＣさんたちだろうと私は想定していた。すなわち，その時の私の判断は，「よもやＡさんがミスを犯すようなことはないだろう（あるまい）」というものだった。それゆえ，Ａさんがミスを犯したことは，私にとって全く想定していないことだった。私はまるで狐につままれたように，茫然としてしまっていた。

▶ 4. 数値の単位は統一する

寸法，時間，重さなど数値で示す分量は，単位を統一しましょう。例えば，表5−3のような表現は統一感が欠けていますのでそろえましょう。

細かな話ですが，このような統一感を保つことも，論理的一貫性につながります。気にする読者は「前半はこの単位なのに，後半はなぜ別の単位を用いているのだろう」と疑念を抱きます。そこに必然性を見いだせない場合，やはりレポートの評価は下がります。

▶ 5. 回りくどい表現はせず，ストレートに書く

平易かつ明解でない文章の特徴として，「回りくどい」表現があります。ただし，文学作品のなかには，こうした回りくどい表現，別の言葉で言うと「婉曲的な表現」がしばしば用いられています。それゆえ，文学作品を読むことが好きな人は，こうした表現を用いがちです。しかし，レポートや論文では，あくまでも自分の主張を

❶通常は17時00分終了なのに，その日は18時までかかった。
　⇒通常は17時終了なのに，その日は18時までかかった。

❷ネームプレートの仕様は縦40mm，横9cmで統一した。
　⇒ネームプレートの仕様は縦4cm，横9cmで統一した。

❸採取量は30mL以上が規定だが，Aさんからは15ccしか
　採取できなかった。
　⇒採取量は30mL以上が規定だが，Aさんからは15mLし
　か採取できなかった。

❹1日500mの歩行訓練を目標としていたが，Bさんはその
　日0.8kmも歩いた。
　⇒1日500mの歩行訓練を目標としていたが，Bさんはそ
　の日800mも歩いた。

❺初月の達成率は80％で，次月の達成率は8割5分だった。
　⇒初月の達成率は80％で，次月の達成率は85％だった。

ストレートに述べるべきであるため，こうしたテクニック（レトリック＝修辞とも
言います）は不要です。

　回りくどい表現の典型的な例として，二重否定と反語があります。二重否定は，
肯定を強調するために「ない」などの否定語を重ねて使う手法です。反語とは，こ
ちらも肯定を強調するために「否定の疑問文をつくる」といった込み入った手法で
す。具体的には「ないではないか」といった語句で締めくくります。こうした表現
を使いがちな人はぜひ改めましょう。

　表5－4に，具体的な回りくどい表現，すなわち二重否定と反語の事例を挙げ，
改めるべき表現を示します。

表5−4 二重否定，反語を使用せず表現する

❶上司や先輩もロールモデルに<u>ならないことはない</u>（二重否定）。
　⇒<u>上司や先輩もロールモデルになる。</u>

❷そのような問題が自部署にも<u>ないことはない</u>（二重否定）。
　⇒そのような問題が自部署にもある。

❸こうした問題には解決が必要なの<u>ではないか</u>（反語）。
　⇒こうした問題には解決が必要である。

❹そこで，変革の8段階理論が有効なの<u>ではないか</u>と考えた（反語）。
　⇒そこで，変革の8段階理論が有効であると考えた。

図5−1 「骨組み」から「肉付け」へ

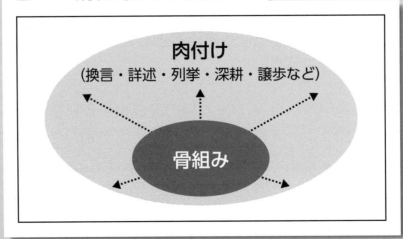

▶ ポイント2：TRimming（整理）で組んだ構成を崩さずに表現する

　次に，第二のポイントについて解説します。このポイントは，TRimming（整理）の段階でつくった構成の「骨組み」を，いわば「肉付け」して膨らませるということです（図5−1）。膨らませる技術を知らないと，全体の論旨を逸脱した関係のないことを書いてしまう恐れがあります。そのような記述があれば，「論旨が一貫していない」といったマイナスの評価を受けてしまいます。それゆえ，一貫性を

図5−2 パラグラフ・ライティング（段落書き）

1段落（Paragraph）1メッセージ（Message）の原則

- 主文（トピック・センテンス，Topic Sentence）
- 補足説明文（サポーティング・ディテイルズ，Supporting Details ）
  - 言い換え，詳述，具体化，理由深耕，譲歩などによる補足
  - つまり・すなわち，なるほど〜だが，なぜなら，例えば……

段落 Paragraph ｛ 主文（トピック・センテンス） Topic Sentence ＋ 補足説明文 （サポーティング・ディテイルズ） Supporting Details ……

保って文章表現を豊かに膨らませる技術を習得し駆使することは，合格レポートを書く上で重要なのです。

　残念なことに，日本の教育機関では「段落はどのように膨らませていくか」といった方法について，学ぶ機会がほとんどありません。しかし，欧米では義務教育期間に多くの子どもが「パラグラフ・ライティング（Paragraph Writing：段落書き）」の手法を学校で学びます（**図5−2**）。

　パラグラフ・ライティング（段落書き）とは，まずその段落で伝えたいメッセージを1文で創ります。これを主文（Topic Sentence）と言います。次に，そのトピック・センテンスを補足する補足説明文（Supporting Details）を創って，ボリュームを膨らませ，段落を形成していきます。補足説明文を創る手法が，この後説明する「膨らませる技術」です。

　余談ですが，英語では主文はほとんど段落の冒頭に置かれるので，英語の論文やレポートを読む際には，パラグラフの先頭文のみをつまみ読みしていきながら概要を把握するスキミング（Skimming）という速読法が成立します。ほかにも，数字や人名など目立つ表記を探しながら読むスキャニング（Scanning）という手法もあります。スキミングやスキャニングを駆使して，素早く文章全体の趣旨を把握する読書法がパラグラフ・リーディング（Paragraph Reading）です。欧米人は，「書

く」段階でこのような統一的な教育を受けているので，「読む」段階でも，こうしたアカデミック・スキルが成り立ちます。

　しかし，日本では「段落の冒頭に主文を書く」といった段落書きの手法を教わらないので，日本人が書いた文章を読む際には「段落の全文を読んで初めて趣旨がつまめる」といった非効率性が生じています。

　膨らませる手法とは，具体的には，「換言」「詳述」「列挙」「深耕」「譲歩」といった5つの技術があります。それぞれの技術について詳しく説明しましょう。

▶ 換言

　「つまり」「すなわち」「言い換えると」「換言すれば」などの接続語（つなぎ言葉）を用いて，別の表現に言い換える方法です。例えば，次のように膨らませることができます。

> パートのＡさんに対する私の聴き取りは不定期なものだった。
> ⇒パートのＡさんに対する私の聴き取りは不定期なものだった。**すなわち**，事情を聴き取れる週もあれば，聴取がおざなりになる週が続くこともあった。

▶ 詳述

　具体例を述べる時など，5W2H（when, where, why, what, who, how, how many, how much）などを使ってより詳しく述べる方法です。リアリティーのある描写になり，読者がイメージしやすくなります。以下に例を挙げます。

> 私はパート職員の実態をよく理解していなかった。
> ⇒私はパート職員が，**勤務時間外にどこでどのような生活を送っているのかなどといった実態について**，よく理解していなかった。

▶ 列挙

　複数の論拠や具体例を上げることにより，多角的な論証ができます。例えば，次のように膨らませることができます。

> 一口にパート職員と言っても，その就労動機は多様である。

⇒一口にパート職員と言っても，その就労動機は多様である。**例えば**，親族の介護や育児など，家庭の事情でパート職を選んでいる人もいる。**または**，パラレルキャリアを志向し，ほかの専門職資格の取得にチャレンジしている人もいる。**さらには**，ワーク・ライフ・バランスを重視し，職務と同等の熱量で娯楽を充実させたいという人もいる。

▶ **深耕**

　大人の話には，省略が多いものです。しかし，その大人の話に対して，子どもは頻繁に「どうして？」と質問を投げかけます。レポート執筆者と読者の間にも，こうした「格差」があるかもしれません。書いたレポートの文章のなかに飛躍や省略がないか，一度説明したことを「なぜか」と自問してみます。すると，次のようにさらに掘り下げられた深い内容になります。

パート職員のさまざまな発言は，私にとって想定外のものだったので驚いた。
⇒パート職員のさまざまな発言は，私にとって想定外のものだった。**なぜ想定外だったのか**。それは，私にとって看護職とは，身を挺して取り組むべき天職だと考えていたのに，それとは異なる価値観と次々に接したからだ。そのことが新鮮な驚きを招いた。

▶ **譲歩**

　自分の意見への反論を想起し，一度その反論に「譲り，歩み寄り」，後から持論の妥当性を訴える方法です。「なるほど（もちろん，確かに）〜かもしれない。しかし，……」といった構文を用います。一方的な主張ではなく，異なる考えも提示するので平衡感覚のある論理展開になります。以下に例を挙げます。

さまざまな価値観で医療現場に臨む多様なスタッフがいることを前提として，柔軟な考え方に基づいた看護提供方式を展開していくことが，現在取り組むべき重要な課題だと考える。
⇒さまざまな価値観で医療現場に臨む多様なスタッフがいることを前提として，柔軟な考え方に基づいた看護提供方式を展開していくことが，現在取り

組むべき重要な課題だと考える。**確かに**，職務への思い入れに温度差があると，対立や軋轢が生まれるかもしれない。**しかし**，拘束度合と報酬体系を関連付けるなどした柔軟な管理体制を築けば，多様性を前提とした，それぞれの職員が納得する組織的看護の体制は築けるはずだ。

ポイントを踏まえたレポートの書き方

では，正しい日本語に配慮し，ここで紹介した膨らませる技術も用いながら，第4章でTRimming（整理）した各【例題】の「序論・本論・結論」の構成（P.53～55）を基に，レポートを完成させていきましょう。こうした技術を用いれば，指定の1,200字まで膨らませることはそれほど難儀でないことが分かるでしょう。

▶【例題1】ファーストレベル「看護サービス提供論」

テーマ：柔軟な管理体制の構築による組織的看護の実現

サブテーマ：パート職員の人材育成

　厚生労働省は，「病院完結型の医療から地域完結型の医療へ」を標榜した地域包括ケアシステムの構築を医療政策上の重要課題として推進している。私が勤務する病院でも，まさにこうした行政の方針に沿った医療サービスの構築を急務ととらえ，看護部全体で早期退院の支援体制実現を目標として掲げている。パート職員の有効活用も含めた全スタッフの動員による組織的な看護が，地域包括ケアシステムの構築にとっても不可欠なのだ。

　しかし，現状では，パート職員の職員間コミュニケーションには不備があり，看護の質の低下といった問題も招いている。具体的には，報告・連絡を徹底せずに「時間が来たから」といった理由で帰ってしまうパート職員もおり，パートを管理する職員からも患者からも不満が出ている。自部署における看護サービス提供上の課題とはここにある。

　では，こうした課題に対して，どのような解決策を講ずればよいか。結論から言えば，パート職員の勤務時間の中に職員間コミュニケーションが十分にできるルーティンを盛り込むなど，柔軟な管理体制を築くことが有効だと考える。柔軟な管理体制は情報交流を促進するからだ。

では，なぜ柔軟な管理体制によって職員間のコミュニケーションが促されるのか。それは，パート職員がパートという雇用形態を選ぶ背景には，そうすべき必然的な理由もあるだからだ。実際に聴き取り調査を行ったところ，パート職員には次のような多様な事情があることが分かった。例えば，親族の介護や子どもの送り迎えなど，家庭の事情を抱えている人もいる。また，ほかの資格を取得しパラレルキャリアを歩もうとする人もいる。さらに，仕事と同じく娯楽にも時間とエネルギーを注ぎたい人もいる。

　確かに，「看護職は人の命にかかわる責任の重い仕事だから滅私奉公すべきだ」といった職業観もあろう。しかし，看護の世界でもワーク・ライフ・バランスの重要性が叫ばれるなか，職員に「ライフを犠牲にせよ」といった管理体制を維持することは現実的でない。それゆえ，時給によって勤務するパート職員が，その勤務時間内に職務が完結するような管理体制を築く必要がある。

　例えば，引き継ぎ業務などもルーティン化することにより，情報の共有も進む。実際に，自部署でも試験的にそうした施策に取り組んでみたところ，情報交流がスムーズに進み，職員の職務満足度と患者の満足度の双方が上がった。その結果，職員からは次のような意見が聴かれるようになった。「パートさんたちの引き継ぎが中途半端だったころは，患者さんは何回も同じことを聴かれることに不満を漏らしていた。しかし，時間内に状況報告することをルーティン化してからは，私自身も自分の担当患者さん以外の状況を確認することが少なくなったので，楽になった」。

　以上の考察より，パート職員の柔軟な管理体制を築くことは，結果的に看護サービスの質の向上にもつながる。こうした施策の継続をモニタリングし，他施設とも分かち合いたい。　　　　　　　　　　　　　　　　　　　　　　　　（約1,200字）

▶【例題2】ファーストレベル「看護管理概論」

テーマ：ワーク・ライフ・バランスを保つ看護管理の具体的方策
サブテーマ：5S活動で安全で働きやすい職場環境を整える

　働き方改革法案の成立により，ワーク・ライフ・バランスの重要性が指摘されるようになった。日本看護協会でも「看護職の健康と安全が，患者の健康と安全を守る」ことを根拠として，看護職のワーク・ライフ・バランスを積極的に推奨し，さまざまな制度もアナウンスしている。

　ところが，私が勤務する病院，特に自部署では時間外勤務が常態的で，ワーク・

ライフ・バランスに著しい支障を来している。必ずしも働きやすい職場環境が整っていないのだ。時間外勤務によるワーク・ライフ・バランスの崩れこそ，まさに自部署で起こっている問題と言える。

では，どうすればこの問題を解決できるだろうか。結論から言えば，「整理・整頓・清掃・清潔・しつけ」といった5S活動の徹底を看護管理プロセスに織り込むことにより，時間外勤務問題は解決できると考える。

看護管理プロセスのなかに5S活動の徹底を盛り込むことによって，なぜ時間外勤務によるワーク・ライフ・バランスの乱れを是正し，安全で働きやすい職場環境が整うのか。それは，外来部門である自部署では，5S活動，特に整理，整頓，しつけの3点が励行されていないことにより，冒頭に述べた時間外勤務の常態化が生じているからだ。具体的には，次のような状況が私の勤務している病院で発生している。

当院は，昨年末に病棟が新築され，自部署である外来部門も同時に移転した。採血や点滴は採血室に一元化されるなど，ハード面は一新され充実してきた。しかし，移転後，特に整理・整頓が滞っているために，業務の効率化が妨げられている。

例えば，まず旧病棟から引き継いできた物品の要・不要が識別されておらず，不要なものも残っている（整理の不徹底）。また，置くべきところに置くべきものが置かれておらず，動線が複雑なままである（整頓の不徹底）。さらに，機器や事務用品などの設置・収納場所について，定められた場所に置くというルールが守られていない（しつけの不徹底）。その結果，物品を探すための手間が生じたり，スムーズな移動に支障を来したり，看護業務以外にも時間が割かれている。こうした状況が重なり，結果的に診療の終了時間が遅くなり，勤務超過が常態化してしまっている。

加えて，現状ではまだ問題化していないが，清掃や清潔も安全な職場づくりには重要な課題だ。清掃が行き届かなければ，看護師も患者やその家族も障害物に遭遇する危険性が高まる。また，清潔さが保たれていなければ，職員も患者も院内感染リスクを負ってしまう。

ただし，新築病棟に移転する前から，このような5S活動の徹底については，特に看護管理プロセスのなかで重視されていなかった。これを機に，管理者として管理プロセスにおける5Sの徹底の重要性を痛感した。

以上の考察から，安全で働きやすい職場環境を整えるため，5S活動の徹底を看護管理プロセスに含める必要がある。分析した現状を提示し，職員間で問題意識を共有したい。　　　　　　　　　　　　　　　　　　　　　　　（約1,200字）

▶【例題3】セカンドレベル「組織管理論」

テーマ：若手の定着を実現する変革の8段階の試み

　厚生労働省は，さまざまな就労現場での働き方改革を推進している。日本看護協会でも「看護職の健康と安全が，患者の健康と安全を守る」という前提に基づき，看護職のワーク・ライフ・バランスの実現を強力に推奨している。

　しかし，残念ながら自組織では，そのワーク・ライフ・バランスを実現できないことが一つの要因となり，若手職員の定着率が低くなっている。その結果，既存職員の業務負担は軽減されず，ワークとライフのアンバランスさが続いている。そこで，こうした硬直した組織を活性化させるために，看護管理者として私はコッターの理論を適用し，8段階の変革プログラムにチャレンジしたい。

　では，なぜ若手の定着を促す変革が，硬直化した組織を活性化させるのか。まず，若手が定着すれば，既存スタッフの業務自体も軽減されるからだ。また，既存職員に「育てた」といった自己効力感も高まる。自己効力感の高まりは，職務満足度や継続意欲にもつながることが明らかになっている。変革プログラムを策定するにあたり，自組織の問題をフォースフィールド分析によって分析してみると，次のような力の存在が明らかになった。

　まず，抵抗力として「業務過多による先輩の支援不足」「若手の消極的姿勢」「意見交換の欠如」などが指摘できた。また，推進力として「若手の成長欲求」「先輩の教育欲求」「経営陣の継続的採用欲求」などを見いだすことができた。この分析に基づき，抵抗力を軽減させ，推進力を強化していく具体的方策として，以下に示す8段階プログラムを設計した。

　「キャリア展望」などをテーマとした話し合いを設け，現状の問題についてスタッフ間で危機意識を高める（第1段階）。若手と先輩のなかから代表者を選び，変革を推進するためのチームをつくる（第2段階）。「教え，学べる組織」になるための戦略とビジョンを生み出す（第3段階）。推進チームを発信源として，変革のビジョンを組織に周知徹底する（第4段階）。定期的な声かけを通じて，メンバーの自発的な行動を促していく（第5段階）。「教え，学べる組織」づくりに関する短期的な成果を実現する（第6段階）。成果を基にさらなる「教え，学べる組織」への変革を進める（第7段階）。定期的なモニタリングを行い，変革を組織に定着させる（第8段階）。これらの設計（Plan）を段階的に実践し，Plan-Do-Check-ActionのPDCA

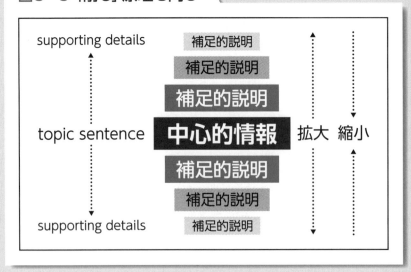

図5−3 「削る」原理も同じ

サイクルを回し，随時修正・改善を加えることにより，組織活性化への変革を達成したい。

　以上の考察より，看護管理者として自組織の活性化のためにチャレンジすべき課題は，若手職員の定着率向上である。そのための具体的方策として，本論で掲げた変革のための８段階のプロセスが有効であると考える。このプログラムの実践記録をモニタリングしながら，ほかの組織にも適応できる「組織変革の知」を導いていきたい。 （約1,200字）

＊　＊　＊

　字数を膨らませる技術を用いていくと，TRimming（整理）の段階で描いた構想を崩すことなく，難なく指定字数に到達することを理解していただけたでしょうか。これらの手法に習熟してくると，ついつい書きすぎてしまって，むしろ削るのに苦労することもあります。

▶ 削る場合も原理は同じ

　こうしたテクニックを駆使すれば，字数はいかようにも調整が可能になります。
　なお，膨らませるテクニックは，実は「文章を削るテクニック」でもあります。全体の字数制限を超えてしまったら，膨らませた部分を削ればよいのです（図5−3）。
　このようなテクニックは，練習して身につけるものですので，ぜひ日常のライ

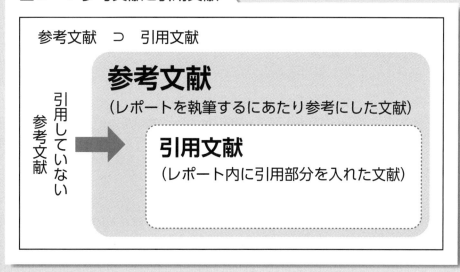

図5-4 参考文献と引用文献

参考文献　⊃　引用文献

引用していない参考文献

参考文献
（レポートを執筆するにあたり参考にした文献）

引用文献
（レポート内に引用部分を入れた文献）

ティング業務のなかで実践してみてください。書く作業でなくても，会話でも構いません。ぜひ，「実際に技術を使う」ことを通じて，習熟していってください。

参考文献・引用文献の提示方法と引用部分の示し方

▶ 参考文献と引用文献の違い

　日総研出版主催のセミナーや看護協会主催の研修などでよく受ける質問が「文献の示し方」です。

　第一に「参考文献と引用文献の違いを教えてほしい」という相談があります。難しく考える必要はありません。参考文献とは，「レポートを執筆するにあたり参考にした文献」です。引用文献とは，「レポートのなかに引用部分として盛り込んだ文献」です。引用文献も参考にした文献ですので，参考文献の一部です。一方，参考にはしたが引用はしなかった文献もあるでしょう。したがって，引用文献は参考文献に含まれます（**図5-4**）。

　このように説明すると，「レポート執筆に複数の文献を参考にしたのですが，実際に引用したのは一つの文献です。それでも，たくさんの参考文献を挙げてもよい

表5−5 引用文献の示し方

バンクーバー方式

著者や書名・論文名を挙げる際に，右肩に１），２），３）などと番号を振り，レポートの末尾にその順で示す。

> クロイワ正一[1] によれば，「所属組織が向かう方向が，個人の信念と乖離すればするほど，所属意識は稀薄になり，スピンアウトする可能性が高まる」。また，アオゾラ華代[2] も組織理念と個人の価値観の整合性の低下が，離職可能性を高めることを示している。こうした研究を参考にすると……。
>
> 1）クロイワ正一：スピンアウト型起業家．ヘルメス出版，p.122，2012
> 2）アオゾラ華代：組織理念と個々人の価値観，なぜ看護師は離職するのか．ヘルメス出版，p.27，2019

ハーバード（APA）方式

文中では「著者名（発表年）」を示し，レポートの末尾で著者名の五十音順（またはアルファベット順）に示す。

> クロイワ正一（2012）によれば「所属組織が向かう方向が，個人の信念と乖離すればするほど，所属意識は稀薄になり，スピンアウトする可能性が高まる」。また，アオゾラ華代（2019）も，組織理念と個人の価値観の整合性の低下が，離職可能性を高めることを示している。こうした研究を参考にすると……。
>
> アオゾラ華代：組織理念と個々人の価値観，なぜ看護師は離職するのか．ヘルメス出版，p.27，2019
> クロイワ正一：スピンアウト型起業家．ヘルメス出版，p.122，2012

のでしょうか」といった質問も続きます。これについては，「参考にした文献は，すべて挙げてください。それだけ学んだということをアピールできます。そのあたりは，あまり控えめになると損です」というのが私の答えです。実際に参考にしたのならば，自身の努力は積極的に示すべきです。

▶ バンクーバー方式とハーバード方式（表5−5）

また，引用方法ですが，出てきた順に文献を示すバンクーバー方式と，著者名の

五十音順（またはアルファベット順）に示すハーバード方式（またはAPA方式）が
あります。どちらの方法で提示すればよいか，課題が出た時点で講師に確認する必
要があります。

　バンクーバー方式では，「クロイワ」よりも「アオゾラ」の方が五十音では先で
すので，後者を前に出しました。また，アルファベット順でもKuroiwaよりも
Aozoraのほうが先ですので，こちらを先に出します。

▶ 直接話法と間接話法

　なお，引用の仕方には，カギカッコ（「」）を付けて本文からそのまま抜き出す直
接話法と，本文の概要をまとめ若干変更して示す間接話法とがあります。表5－5
の例で言うと，クロイワ正一からの引用が直接話法で，アオゾラ華代からの引用が
間接話法です。数行程度で収まる場合は直接話法で，10行以上にわたる場合は間
接話法で示されることが多いようです。

　また，単行本からの引用と雑誌・論文集からの引用では，文献の示し方が異なり
ます。先の例では，クロイワ正一からの引用は単行本『スピンアウト型起業家』か
ら，アオゾラ華代からの引用は論文集「なぜ看護師は離職するのか」からの引用に
なっています（ともに架空の文献です）。

　さらに，以前「直接話法と間接話法では，どちらの引用方法がよいのですか」と
の質問を受けたことがあります。この質問には，「どちらでもよいです」と答えま
した。私自身，大学院で学んでいた時に「直接話法で引用した方がリアリティーが
あってよい」と指導されたこともありますし，技術系の研究者からは「間接話法で
手短に引用した方がよい」という意見を聴いたことがあります。

　どちらの引用方法がよいか気になるようでしたら，担当の講師に「文献からの引
用はカギカッコ付きの直接話法がよいでしょうか。それとも間接話法がよいでしょ
うか」と尋ね，その回答に従うのがよいでしょう。

　ちなみに，参考文献の示し方について網羅的に説明されている解説書があります。
独立行政法人科学技術振興機構の「参考文献の役割と書き方」（https://jipsti.
jst.go.jp/sist/pdf/SIST_booklet2011.pdf〈2020年2月閲覧〉）です。PDFファイル
にて自由にダウンロードできるので，ぜひご参照ください。Googleなどの検索サイ
トで「科学技術振興機構　参考文献の役割と書き方」といったキーワードを入力
すると，すぐに発見できます。

第6章

看護管理実践計画書
作成への応用
管理実践の肝はPDCAへの落とし込み

看護管理実践計画書の構成

　認定看護管理者教育課程では，仕上げとして「看護管理実践計画書」の提出も求められます。このレポートをまとめる際にも，ULTRA®のプロセスが応用できます。

　Understand（理解），Logic（論理），Action（表現）の工程はそのまま応用できますが，看護管理実践計画書では推奨されている構成がありますので，TRimming（整理）の段階でそのひな型に当てはめるとよいでしょう。具体的には，**表6−1**のような9部による構成が勧められています。

▶ はじめに（背景）

　社会全体の変化や，「地域包括ケアシステムの構築」「働き方改革の推進」といった医療行政の重点課題など，大きな話（マクロな話題）を提示します。

▶ 自組織（自部署）の概要

　マクロに対してミクロな自組織（自部署）の概要を説明します。自組織を取り巻く医療圏の特徴や病床数，看護師数などを示します。次に，実際に勤務している部署（自部署）の概要についても触れていきます。

表6－1　看護管理実践計画書で推奨されている構成

- はじめに（背景）
- 自組織（自部署）の概要
- 目的・意義
- 現状分析
- 課題の明確化
- 戦略目標
- アクションプラン（行動計画）
- 実施・評価（考察）
- まとめ（結語）

▶ 目的・意義

　問題解決に取り組む目的や意義について述べます。問題（現状と理想とのギャップ）を克服するとどのような理想の状態になるのか，その意義を提示します。

▶ 現状分析

　自組織（自部署）が現在置かれている状況について分析します。フォースフィールド分析やSWOT分析など学習した手法や独自の手法を用いて，現状を明らかにしていきます。

▶ 課題の明確化

　現状分析によって明らかになった具体的な問題と，それを解決するために取り組むべき課題を明確に述べます。

▶ 戦略目標

　問題を解決できた状況（目標）を「このような状態になっていること」というように具体的に明示します。

▶ アクションプラン（行動計画）

　戦略目標に到達するプロジェクトを遂行するための具体的な行動計画を示します。

Plan-Do-Check-ActionからなるPDCAサイクルのスタートラインを示すのです。Planで重要なことは5W2Hの明確化です。いつまでに（when），どこで（where），誰が（who），何を（what），なぜ（why），どのように（how），どのくらい（how manyまたはhow much）達成するのかについて，具体的な計画を示します。

▶ 実施・評価（考察）

PDCAサイクルのDo（実施・実行）とCheck（評価）の段階を示します。計画を実践に移してみて，どう評価できるか，修正すべき点はどこかなどについて示します。

▶ まとめ（結語）

PDCを振り返り，今後どう行動修正（Action）していくかなどの展望についてまとめていきます。

看護管理実践計画書の例

第2章に示した【例題1】（P.30，**表2－1**）を看護管理実践計画書の形式でまとめてみましょう。実際に計画書をまとめるうえで参考にしてください。

はじめに	著しい高齢化の進展により，厚生労働行政では地域包括ケアシステムの構築を急務としている。その中心的役割を担うのは看護師であり，退院支援などのシーンにおいて他職種とのコミュニケーションは必須となる。しかし，国全体での看護師需要の高まりにより，さまざまな医療機関，介護施設での看護師不足が常態化している。 　このような状況下で，パート職員は貴重な労働力であり，その戦力化は各施設において重要課題である。しかし，パート職員の職務に対する忠誠心の低さにより，提供する看護サービスの質が低下するという問題もさまざまな施設で生じている。
自組織（自部署）の概要	自施設が属する医療圏は……。病床数は……。職員数は，看護師……。

目的・意義	パート職員の職務へのかかわりを高めるための方策を計画し，実を結べば結果的に提供する看護サービスの質が向上し，患者満足度も高まると考えられる。それが，この計画を実践する目的であり意義である。
現状分析	パート職員が職務にあまり強くかかわっていない現状を分析すると，さまざまな家庭の事情が存在することが分かった。職務にあまり強くかかわりすぎると勤務超過になってしまい，ワーク・ライフ・バランスが崩れるというのだ。このバランスを保つことは社会的課題にもなっているので，「ライフを削ること」を課すことなど許されない。それゆえ，パート職員の勤務時間の厳守を前提とした策を講じる必要がある。
課題の明確化	上記の分析結果から，取り組むべき課題は，パート職員が勤務時間内に必要不可欠な情報の引き継ぎなどを終えられる勤務体制を築くことである。自組織でもそうした管理体制が構築できれば，職員間コミュニケーションの不徹底といった問題は解決できる。
戦略目標	戦略的な目標として，まずすべてのパート職員に「自分が提供する看護サービスの質の向上が患者満足度を高め，自身の評価にもつながってくる」ことについて周知する。そして，そのために「職員間コミュニケーションが重要である」ことを納得してもらう。さらに，組織はそうした職場環境を整備する旨を伝える。それで，自施設での勤務に対する動機づけを高めてもらう。このような施策によって，パート職員も職務に強くかかわってもらい，地域から支持される医療機関になり，結果的には収益向上を目指す。
アクションプラン（行動計画）	計画として，……（いつ，誰に，何を，などを伝える）。
実施・評価（考察）	計画を実施した結果，……（かかったコストと得られた成果などをまとめる）。

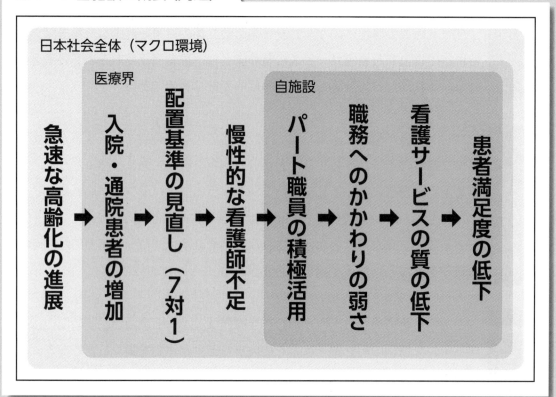

図6−1 自施設の概要（問題）

日本社会全体（マクロ環境）

医療界

自施設

急速な高齢化の進展 → 入院・通院患者の増加 → 配置基準の見直し（7対1） → 慢性的な看護師不足 → パート職員の積極活用 → 職務へのかかわりの弱さ → 看護サービスの質の低下 → 患者満足度の低下

まとめ　パート職員の意識向上とパフォーマンスの向上を実現することにより，提供する看護サービスの質が組織全体で高まった。そのメカニズムをさらに分析し，他組織とも分かち合いたい。

＊　＊　＊

　なお，このような構成ができたら，Actionの段階で示したように，膨らませる技術を用いて指定された字数へと膨らませていくとよいでしょう。

　また，看護管理実践計画書の構成のテンプレートは，巻末の「付録」にも示しました（P.136，137）。執筆する際には，こちらに落とし込んで構成を整えてみてください。

　看護管理実践計画書を提出する際には，プレゼンテーションも求められますので，「自施設の概要」（図6−1）や「戦略目標」（図6−2）などをビジュアル化して示す必要があります。

図6-2 戦略目標

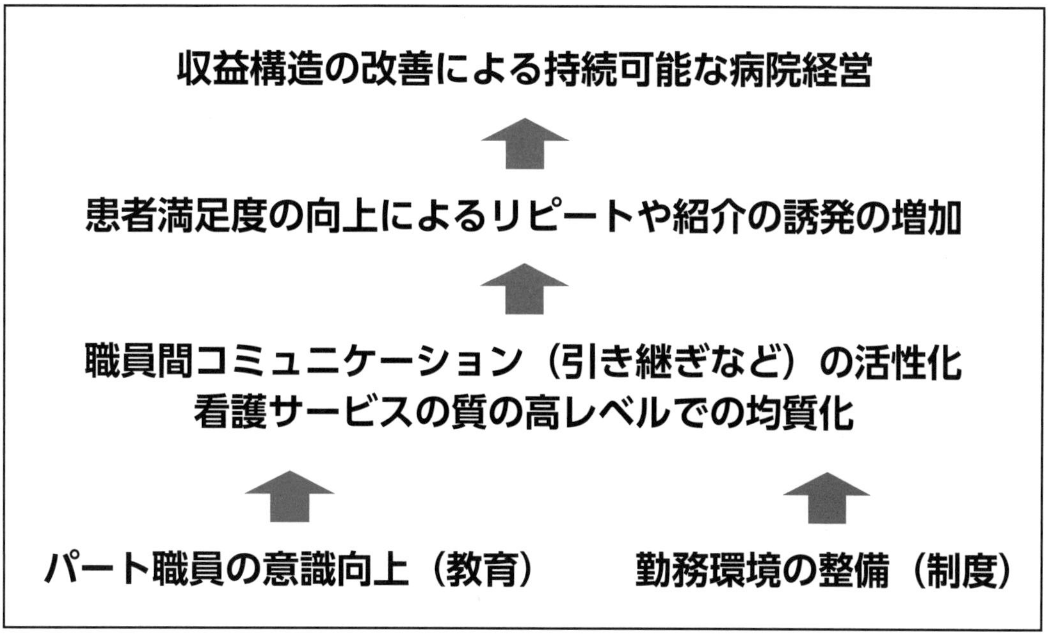

収益構造の改善による持続可能な病院経営

患者満足度の向上によるリピートや紹介の誘発の増加

職員間コミュニケーション（引き継ぎなど）の活性化
看護サービスの質の高レベルでの均質化

パート職員の意識向上（教育）　　　　勤務環境の整備（制度）

第7章

看護研究・論文執筆への応用
量的・質的の双方の Logic（論理）創りを意識しよう

看護研究の7部構成にもULTRA®を！

　ULTRA®のプロセスは，看護研究にも応用できます。院内発表に留まることなく，学会で発表するような論文を執筆する時にも，Understand（理解），Logic（論理），TRimming（整理），Action（表現）の工程は有用なのです。

　ただし，看護研究には構成の面で次のような特徴がありますので，その要素を整える必要があります。すなわち，看護研究論文は，「はじめに（背景），目的（意義），方法，結果，考察，結論，まとめ（結語）」といった7部構成が推奨されていますので，これら要素を整える必要があるのです。各要素を**表7-1**に示します。

定量分析と定性分析

　本章では，今までレポート執筆について紹介してきたLogic（論理）づくりの手法，特に帰納法について，より「研究」らしい手法として，定量分析（量的分析）と定性分析（質的分析）を紹介します（**図7-1**）。

　定量分析とは，噛み砕いて言えば分析結果が「数量的」，すなわち**数字で表されるように設計する分析方法**です。質問票調査などを行って，調査結果が「Aは

表7-1 看護研究論文で推奨されている構成

はじめに（背景）
問題意識が生まれた背景や研究動機などについて説明します。

目的（意義）
研究の目的，すなわち明らかにしたいことについて述べます。

方法 調査する方法，選定する調査対象，情報を収集する方法，
分析の方法などについて説明します。

結果 調査・分析した結果を図表や文章などで示します。

考察 調査・分析した結果についての考察，
さらには考察から得られた知見などを述べます。

文献 参照した文献を，「バンクーバー方式」
「ハーバード（APA）方式」など，
指定された提示方法によって示します。

図7-1 定量分析と定性分析

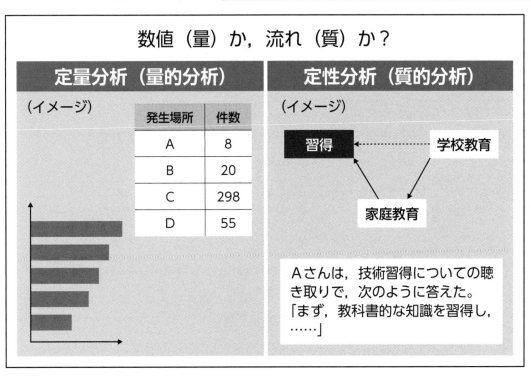

数値（量）か，流れ（質）か？

| 定量分析（量的分析） | 定性分析（質的分析） |

（イメージ）

発生場所	件数
A	8
B	20
C	298
D	55

（イメージ）

習得 ← 学校教育

家庭教育

Aさんは，技術習得についての聴
き取りで，次のように答えた。
「まず，教科書的な知識を習得し，
……」

表7−2 【例題1】を基に設計した質問票調査

①勤務時間終了の残業について，
次の中から１つお選びください。
　　a．30分以内なら無償で残業してもかまわない。
　　b．30分以内なら有償で残業してもかまわない。
　　c．勤務時間終了後は直ちに退所したい。

②患者１人の情報の引き継ぎに必要だと思う時間に
ついて，次の中から１つお選びください。
　　a．5分以内　　　b．10分以内　　　c．10分超

③勤務時間外の研修について思うことを，
次の中から１つお選びください。
　　a．必要であれば無償でも参加したい。
　　b．必要であれば有償なら参加したい。
　　c．必要であっても参加する時間はとりにくい。

40％，Ｂは25％，Ｃは20％，その他が15％」などと数字でまとめられるように設計します。

　これに対して，定性分析とは数字ではなく，**調べた因果関係などを「Ａという原因があった。その結果Ｂが生じた」などと文章で示す分析方法**です。また，「Ａ（原因）⇒Ｂ（結果）」といった図で示すこともあります。

　例えば，第２章で示した【例題１】（P.30，表２−１）のレポートを書くうえで考察したことを看護研究としてもまとめることを想定して，分析を設計してみましょう。まず，パート職員の勤務実態が数字で表されるような質問票調査を考えてみます。本格的な質問票調査の設計方法については専門的な書籍も出ていますので，ここでは簡単な質問票調査の事例を挙げます（**表７−２**）。

　なお，質問をつくる際には，質問に回答することによって伝えたくない個人情報を書かなければならなかったり，回答者の立場が悪くなったりすることがないような倫理的な配慮は当然求められます。

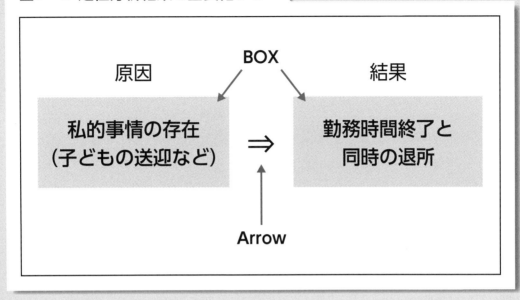

図7−2 定性分析結果を図表化する

原因　BOX　結果

私的事情の存在
（子どもの送迎など）　⇒　勤務時間終了と
同時の退所

Arrow

　こうした定量分析の結果は，グラフや表にして表すことができます。そこで，「結果」の部分には文章だけではなく，分析結果を図表化して示すと視覚的な訴えになります。また，上述のような定量分析に加えて，「なぜそう答えたのか」という事情を把握するために，何人かに聴き取りをする必要があります。そして，聴き取り結果を本人が特定できないよう次のように文章で記述すると，因果関係のメカニズムが分かってきます。

　「勤務時間後は子どもの送迎のために直ちに帰途につかなければならない」といった意見を複数人から聴き取ることができた。そのなかには，「そもそもパートを選んだのは15時に退所できるため」といった具体的な時間条件を要求する声もあった。

　前述したように，定性分析結果は図表化することができます。因果関係を示す図として，ボックス・アンド・アロー・ダイアグラム（Box and Arrow Diagram）が有名です。図7−2のように，箱（Box）と箱を矢印（Arrow）でつなぎ，因果関係を示します。

看護研究論文の例

　以上のような独自の調査を実施することにより，【例題1】をテーマとした看護研究は，次のような構成で論文としてまとめることができます。

はじめに（背景）

　「病院完結型の医療から地域完結型の医療へ」を標榜した地域包括ケアシステムを構築するために，多様な施設において看護師の需要が高まっている。そのため，看護師の慢性的な人手不足が続いており，自施設でも人材の確保と育成は看護管理上の重要課題の一つになっている。また，自施設では近年ワーク・ライフ・バランスを考慮し，正職員の産休や育児休暇を積極的に取得させているため，パート職員の採用を増やしており，その比率も年々高まっている。そこで本研究では，パート職員の効果的な人材育成法について仮説を提示してみたい。特に，……。

目的（意義）

　多角的な人材活用策の一つとして，パート職員を有効活用する方策を探ることができれば，看護サービスの質の向上も図ることができる。また，ワーク・ライフ・バランスの実現が推進されるなか，看護師も多様な就労形態を望み，パート職員への志向が高まる可能性もある。そうした意味で，本研究にはさまざまな医療機関に適用できる人材マネジメント上の問題を解決する施策を提示するといった意義がある。また，……。

方法

　まず質問票調査により，自施設に勤務するパート職員の職務実態を定量的に把握する。次に，追跡的な聴き取り調査により，職務実態が生じる構造やメカニズムについて調査する。質問票などは別紙に示す。……。

結果

　質問票調査の結果は，以下のとおりであった。まず，「①勤務時間終了の残業について」では，cの「勤務時間終了後は直ちに退所したい」が最も多く，75％だった。次いでbが20％，aが最も少なく5％だった。

　「②患者1人の情報の引き継ぎに必要だと思う時間」では，……。

　こうした結果に対して，3人に聴き取り調査を行ったところ，「勤務可能時間」として申請している時間帯以外では，私生活で重要な都合が存在している

結果

実態が判明した。例えば，「勤務時間終了後に早急に退所しなければならない理由」として，「子どもの送り迎えに行くため」「両親の介護を兄弟姉妹で分担しているため」といった声が収拾できた。

　なお，このような意思決定に至るメカニズムを，ボックス・アンド・アロー・ダイヤグラムとして以下に示す。……。

考察

　上記の調査結果から，パート職員がパートという勤務形態を選択した背景には，勤務時間を優先させる家庭事情の存在をうかがい知ることができる。クロイワ正一[1] は，「医療サービスにおいても従業員満足度（Employee Satisfaction）の向上が顧客満足度（Customer Satisfaction）を高める」ことを明らかにしている。ゆえに，患者の満足度が上がる質の高い看護サービスの提供を実現するには，正職員と同じくパート職員の職務満足度も向上させる人材育成施策が必要である。

　それには，勤務時間内に患者情報を引き継げるタイムスケジュールの設定，必須となる研修の勤務時間内での実施など，具体策を講じなければならない。想定できる範囲でガイドラインを作成し，具体的な勤務体制に反映させていきたい。

　そして，生じていく変化に関しても，定量的に測定し……。

文献

1）クロイワ正一：職務満足と看護の質，看護サービスとは，ヘルメス出版，p.116，2019.

＊　＊　＊

　看護研究・論文の構成のテンプレートも，巻末の「付録」に示しました（P.134，135）。執筆する際には，こちらに落とし込んで構成を整えてみてください。

第8章

サードレベルの論文執筆もULTRA®で
もともと論文試験向けに開発されたのがULTRA®

受講者審査における小論文試験の概要

　認定看護管理者教育課程の研修もいよいよサードレベルになると，会場にて時間内の小論文試験が課されるようになります。まず受講者審査の段階でこうした試験がありますし，修了時にも小論文試験があります。ULTRA®とは，実はこうした会場で行われる小論文試験対策の工程として考案したものです。それゆえ，サードレベルの試験対策としてもうってつけなのです。

　サードレベルの研修は，日本看護協会や各都道府県の看護協会，民間団体にて行われています。調べてみると，「受講者審査」のための小論文試験は，**表8－1**のような仕様（実施時間，評価基準など）でほぼ統一されています。

▶ 時間

　与えられている時間は80分です。字数制限はありませんが，大学や大学院などさまざまな小論文試験から考察すると，「10分100〜150字」という法則が見えてきますので，この条件なら「800〜1,200字で書けばよい」と予測できます。

　例えば，「1,000字以内で論じなさい」という設問では70〜100分，「1,600字以内で論じなさい」という問題では100〜160分程度のことが多いのです。

表8-1 小論文試験の仕様

時間：80分
内容：社会情勢を踏まえた自施設の看護管理上の課題に関するテーマを当日提示
　　　する。

【評価基準（評価の視点）】
Ⅰ．理解・把握力
　　①与えられた課題に応じた内容が盛り込まれている。
　　②現状を分析した上でテーマが選定されている。
　　③記述に倫理的な配慮がある。
Ⅱ．思考・考察力
　　④自施設の課題が客観的に述べられている。
　　⑤自施設の展望が客観的に述べられている。
　　⑥トップマネジャーの視点でマネジメントを意識した自らの働き掛けが記述
　　　されている。
　　⑦結論が論理的に導き出されている。
　　⑧看護管理者としての哲学・姿勢・信条などがうかがえる。
Ⅲ．表現・記述力
　　⑨文章が明確で分かりやすい。
　　⑩規定に基づいて記述され，誤字・脱字など表記に誤りがない。

▶ 内容

　内容について，「社会情勢を踏まえた自施設の看護管理上の課題に関するテーマ
を当日提示する」と規定されています。

▶ 評価基準（評価の視点）

　評価基準は10項目提示されています。ほとんどの項目がファースト・セカンド
レベルのレポートの評価基準と重なるのですが，「⑥トップマネジャーの視点でマ
ネジメントを意識した自らの働き掛けが記述されている」という点と，「⑧看護管
理者としての哲学・姿勢・信条などがうかがえる」という点が，サードレベルなら
ではの評価ポイントです。

　ですから，組織（看護部）のトップマネジメントの視点を意識する必要がありま
す。ピーター・ドラッガーは，著書『マネジメント』の中でトップのマネジャーに
求められる仕事は「組織全体と組織の行く先を観て，方向づけをすること」である
と述べています。

具体的には，組織の持つあらゆる経営資源（人，物，金，情報）を有効活用して，良質なサービスを生み出し，すべてのステークホルダー（利害関係者）に利益・便益をもたらすことです。そして，顧客（患者）に良質な看護サービスを提供し，看護職の職務打満足度も向上させ，金融機関や出資者にも喜んでもらえるような「組織の経営」をかじ取りすることです。

　また，⑧で示される「哲学・姿勢・信条」とは，分かりやすく言えば「旗振り」です。「看護部はこのような方針に基づき（哲学・信条），日々業務に邁進しましょう（姿勢）」と旗を振り，組織の職員を導くことです。「リーダーシップを発揮する」とも言い換えられます。ULTRA®の工程では，特にLogic（論理）創りの段階で，⑥や⑧のようなことを意識すればよいでしょう。

サードレベルの評価基準を基に例題を解く

　それでは，こうした評価基準の理解に基づき，例を挙げて考察していきましょう。なお，ここで取り上げる【例題4】は，かつて日総研出版主催のセミナーに参加してくださった受講生から「サードレベルの修了試験でこのような問題が出ました」と教えていただいたものを，筆者が少し加工したものです。

【例題4】
　認知症患者への対応について，トップマネジャーとして自施設の現状を分析した上で問題点を1つ挙げ，効果があると考えられる改善計画について述べなさい。

　まずは，課題を分析的にUnderstand（理解）しましょう。テーマ（論点）は「認知症患者への対応について効果があると考えられる改善計画」です。次に，「トップマネジャーの視点を保つこと」も論述の中に盛り込む必要があります。さらに，改善計画を策定する前提として「自施設の現状を分析して問題点を1つ挙げること」も合格に必須の条件です。

　そして，ここでは時間も限られていることから，TRimming（整理）を先に決めます。設問が細かいので，次のような構成でまとめると採点者も分かりやすいでしょう。

- ・自施設の現状分析
- ・問題点の提示
- ・改善計画の提示
- ・今後の展望

それでは，Logic（論理）創りの工程に着手しましょう。会場で行われる試験ですので，自身の記憶に頼らなければなりません。

帰納法で考えるならば，まず過去に自施設に生じた認知症患者への対応に関する問題を想起する必要があります。また，演繹法で考えるならば，認知症患者への対応に関してさまざまな施設で起こっている問題群に関する研究成果などを想起し，自施設に当てはまるかどうかを検討します。

▶ 帰納法によるLogic（論理）創り

帰納法で論理創りをする際には，例えば，次のように昨今の自施設における認知症患者の受け入れについて，具体的な事例を想定してみます。

自施設に入院してくる患者でも認知症を発症している高齢者が増えた。先月，右大腿骨頸部骨折で救急搬送されてきたＡさん（82歳，女性）もアルツハイマー型認知症であり，入院による環境変化で症状が悪化し，BPSDが目立つようになった。しかし，認知症患者への対応に慣れていない看護師は，Ａさんが示すBPSDに困惑したり，誤って対応してしまったりして，治療やリハビリが思うようにいかなかった。

また，同じく先月大腸がんの疑いで検査入院してきたＢさん（79歳，男性）も，アルツハイマー型認知症がかなり進行していた。結局，大腸がんであることが判明し，摘出手術をすることになったが，環境が変わったことによりBPSDが悪化した。術後もチューブをつけたままトイレに行こうとする行動が見られたので，向精神薬治療も並行して行うことになった。対応ではさまざまな議論がなされた。

この2例から分かることは，次のことです。

認知症を併発している患者は，一般的な疾患に対する看護計画どおりには進

まない傾向がある（問題）。原因は，まずBPSD（認知症の発症に伴って現れる行動・心理についての周辺症状）によるコミュニケーション不全である。すなわち，看護師が伝えることを意図どおりには理解しないこと，そして患者自身も自己の身体に生じている変化を的確に表現できないことである。また，認知症患者に対して看護師の側が対応に慣れていないことも原因の一つだ。

　こうした概念化のプロセスを経てから，「**So What ？（だから何）**」と問い掛けていき，論を導きます。原因分析から「だから，看護部全体でBPSDに対して正しい対処法を理解し，対応するケアスキルを構築していく必要がある」といった論を導くことができます。具体策としては，『認知症ケアガイドブック』（日本看護協会）や「認知症ケアマニュアル」（大阪府看護協会），「『認知症家族・介護者』のための認知症・BPSD介護マニュアル」（葛飾区医師会）など，認知症ケアに関する研究成果を活用して，改善計画を立てていけばよいでしょう。

▶ 演繹法によるLogic（論理）創り

　演繹法で論理を創る際には，認知症ケアに関して有効な理論を想起します。フランス生まれの認知症ケアメソッドである「ユマニチュード（Humanitude）」の有効性が広く知られていますが，このメソッドを試験会場ですぐに思いついたら，解決策として「ユマニチュードの導入」を提示すればよいでしょう。

　ただし，「トップマネジャーとしての問題点分析と改善策案出」が求められているので，「なぜユマニチュードのような認知症ケアメソッドを導入する必要があるのか」について，現状の問題を多角的に分析する必要があります。多角的とは，先にも述べましたが，「人，物，金，情報」といった多様な経営資源を有効活用し，組織を取り巻くステークホルダーに最大限の便益を提供するといった視点を持つことです。

　では，創った論理を冒頭で考えた構成に当てはめてみましょう。

自施設の現状分析

　自施設は，○○県の中核都市○○市（人口30万人）に位置する急性期総合病院である。病床数は○床，看護職員は○人（正職員○人，パート職員○人）で構成されている。地域の高齢化が著しく進み，患者の平均年齢は78.5歳と高い。認知症を併発した入院患者の受け入れも多く，ここ数カ月の間でも認知症を併発しているがゆえに，BPSDの悪化などに伴い大腿骨頸部骨折のリハビリ

テーションが思うように進まなかったり，大腸がんの術後のケアが順調に進まなかったりするケースが数例あった。いずれも当初の退院予定日を大幅に過ぎての在宅または施設への移行となった。

こうした患者の受け入れが増加すれば，計画的な看護が滞り，人，物，金，情報といった当施設が抱える経営資源を地域医療のために有効活用することができない。それゆえ，トップマネジャーとしての私の課題は，認知症を抱えた高齢患者が入院してきても，計画的にケア，退院支援ができる組織の構築である。

そこで，こうした現状の問題を改善する計画の要として，「人材育成」を掲げたい。認知症ケアに関する研究も進み，さまざまなマニュアルやガイドブックも公開されている。

先月，私は地域包括ケアシステム構築の提携先である同地域の特別養護老人ホームを訪問したが，その施設ではユマニチュードの研修を取り入れており，施設長から「利用者や家族の満足度も高まり，それだけではなく職員満足度も高まっている」という話を伺った。こうした研究成果を自施設にも積極的に取り入れていきたい。

具体的には，主任クラスを数人ピックアップし，認知症ケアに関する研修会に参加させ，院内での「認知症ケア指導者」になってもらう計画を立てる。そして，認知症への正しい対応を看護部全体に周知し，実践できる組織にする。「善は急げ。思いついたが吉日」なので，来週から心あたりの主任に声をかけ，プロジェクトをスタートさせたい。

平均寿命はますます伸び，今後，認知症患者は確実に増える。こうした環境変化に対応できる病院にするため，すべての看護職を認知症ケアのプロとして育成したい。そればかりではなく，トップマネジャーとして，認知症患者を抱える地域の家族に対応法を指導できるような組織へと導き，地域における存在意義を高めていく。

＊　＊　＊

このような全体構成が考えられたら，「分かりやすい日本語で書く」「膨らませながら書く」ことを意識して，答案用紙に書き込んでいきましょう。

第9章

レポート内容をどうプレゼンするか
プレゼンテーションのコツも
ULTRA®にあり！

　本章では，特定の相手ではなく複数の人に対して行う論理的なプレゼンテーションについて解説します。

　対話や発表には，文章と異なり，論理的思考によって生まれた「私は〜考える（論）。なぜならば〜だから（理）」といった言語情報のみでなく，声のトーンや表情・態度といった非言語情報を伴います。さらに，目の前に聴衆がいるわけですから，相手の反応に合わせる必要があります。そこで，言語情報を整えるポイント，非言語情報のポイント，聴衆の観察ポイントの3点に分けて説明します（図9−1）。

言語情報の整理

　まず，言語情報の整え方について，「**メイン・ポイント・ファースト（Main Point First）**」と「**ホール・パート法（Whole Part Method）**」という2つの手法を紹介します。帰納法または演繹法によって生成した論理を効果的に伝えるには，「結論先行」といった発想が重要です。前置きをだらだら説明されると聴き手は飽きてしまいますし，社会心理学的実験で「論→理」の順で話す方が，「理→論」の順で話すよりも明確に論（主張）が伝わることが分かっています。また，人間の脳の構造から，「大枠」を説明した後に「詳細」を説明した方が定着しやすいことも，

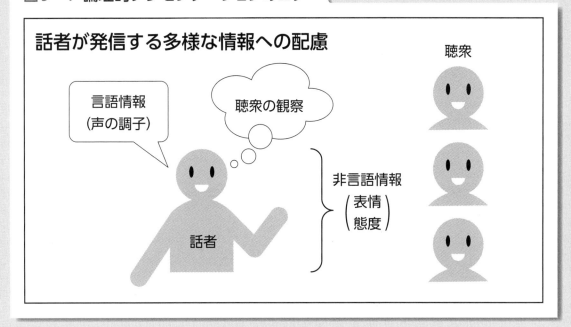

図9-1 論理的プレゼンテーションのコツ

話者が発信する多様な情報への配慮

言語情報
（声の調子）

聴衆の観察

非言語情報
（表情
態度）

話者

聴衆

数々の記憶実験で判明しています。

▶ メイン・ポイント・ファースト（Main Point First）

　そうした発想を集約した手法が，メイン・ポイント・ファーストです。これは，**「初めに結論や大要などの重要ポイントを話し，次に根拠や詳細について説明する」**といった言語情報の並べ方です。

　例えば，「認知症ケア研修の導入に関する意見」を発表する際などは，ずばり冒頭で「認知症ケアに関する研修の導入に関して，結論からお話しすると，私は早期導入が望ましいと考えます」と「論」を述べます。そして，その後に「なぜ，早期導入が望ましいのか。それは，ここ数カ月で入院してきた患者をみると，認知症を併発している重篤患者が増え，計画的なケアが進まず，退院も遅れているからです」というように「理」を添えるのです。最後に，「こうした根拠から，認知症ケアについての研修の早期導入が望ましいと考えました」などと，冒頭で述べた論を繰り返すと，主張がより明確に伝わります（**図9-2**）。

　日本では詩（絶句）の書き方として，「起承転結」という順序が中国から伝わり，それを意見文に転用する慣例があったため，どうしてももったいぶって結論を最後

図9-2 メイン・ポイント・ファースト

〈**重要ポイント（結論）をまず述べる**〉
認知症ケア研修を早期に導入すべき。

〈**次に補足説明や具体例を述べる**〉
なぜなら，早期退院支援ができるから。

〈**ポイント（結論）を確認する**〉
以上より，認知症ケア研修を早期導入すべき。

図9-3 論理的でない起承転結

起句	・話題の起こし	余計な「前置き」は不要
承句	・起句を受け発展させる	
転句	・まるで違う話を持ち出す（話題転換）	論理性を逸脱
結句	・結び	「結論は初めに」原則に違反

まで話さない傾向がありました（図9-3）。しかし，そのために話が分かりにくくなるという傾向も生まれてしまいました。読者の皆さんも小中学生のころ，「校長先生の話はどうしてこんなにもつまらないのか」といった感想を抱いたことはありませんか。そのような時，往々にして起承転結で話が展開されることが多かったのです。

　なお，Main Point Firstの構成は，Point（主張）—Reason（理由）—Example（事例）—Point（主張）からなり，4つの単語の頭文字をとって「PREP（プレップ）法」と呼ばれることもあります。

図9−4 ホール・パート法

〈全体像の提示〉
時間短縮，省スペース化，情報共有の3点が電子カルテ導入のメリットだと考えます。

〈詳細部分の解説〉
第一に時間短縮とは…。第二に省スペース化とは…。第三に情報共有とは…。

〈全体像の確認〉
以上，時間短縮，省スペース化，情報共有の３つのポイントが
電子カルテを導入する意義であると考えます。

▶ ホール・パート法（Whole Part Method）

　「数」の概念を用いて，話の論理を明確に伝える手法があります。それがホール・パート法です。**「まず全体像（Whole）を数で明らかにして，次に部分を詳細に伝え，最後にまた全体像をまとめる」**といった言語情報の構成です。

　例えば，「認知症ケア研修の導入には，早期退院支援，患者満足度の向上，職員満足度の向上といった３つの利点があります」というように，説明したいことの全貌を「３」という数字を使って述べます。

　次に，「第一に，早期退院支援とは，認知症患者への正しい対応をすることにより，ケアやリハビリが順調に進み，計画どおりに退院支援ができることです。第二に，患者満足度の向上とは，対応を誤ってしまうとBPSDが悪化し，患者が内に籠ってしまいますが，正しい対応をすることにより心を開いてくれることです。第三に，職員満足度の向上とは，認知症患者への正しい対応法を学び実践することにより，患者も満足し，その成果がスタッフへの感謝として現れ，職員の職務満足度も向上することです。現に，近隣の特別養護老人ホームでは，ユマニチュードというフランスから来た認知症ケアメソッドを導入することにより，患者満足度と職員満足度の双方が向上したという報告が発表されています」などと，詳細についての説明を加えます。

　そして，最後は「以上，認知症ケア研修の導入には，早期退院支援，患者満足度の向上，職員満足度の向上という３つのメリットがあります」と結びます（図9−4）。

ホール・パート法を用いる利点は，数が記憶のフックになり，聴き手の頭に印象的に残るということです。ここでは３つに分けましたが，聴き手は「３つの利点を説明していたが，早期退院支援と患者満足度の向上と……もう１つあったなぁ」などと思い出す努力をしてくれます。これが，数を宣言せずだらだらと話していたら，「３つのうち２つしか出てこなくて気持ち悪い」という感情は生まれないでしょう。

　なお，数は２つでも４つでも５つでも構いません。ただし，「10個の特徴があります。第一に……」などと，あまり数が多くなると話も長くなり，聴衆も混乱しますので，２～５つくらいに要点を分けて話す時に使うのがよいでしょう。

非言語情報で留意すべきスキル

▶ 声のトーン

　声のトーンに関しては，「大きさ」「滑舌」「メリハリ（高さ・速さ）」の観点から，効果的なプレゼンテーションに必要なポイントを説明することができます（**表9-1**）。

表9-1 発声のポイント

大きめの声
- 親しい人との会話より大きな声（壁に反射する程度）

明瞭な滑舌
- 一音一音はっきりと（特に語尾）

メリハリ
- 緩急や高低を意識する（重要ポイントは緩・低）
- 「間」や「沈黙」も有効

▶ 大きさ

　まず，看護職である皆さんには進言する必要はない話かもしれませんが，「声を大きく」ということは第一に重要なポイントです。なぜなら，1対1の対話と違って複数の人に話す時には，話者と聴衆にはそれなりの距離がありますので，マイクがあれば別ですが，ある程度のボリュームがないと届かないからです。会場でのプレゼンテーションのシーンなどでは，あらかじめ会場の広さを確認しておき，話す位置から一番遠くの壁に声を反射させて，その反響が聞こえる大きさにボリュームを合わせるとよいでしょう。

▶ 滑舌

　次に，大切なのは滑舌です。一音一音はっきりと発音することはもちろん，最後まではっきりと発声することが重要です。

　例えば，「私の名前はクロイワ正一です」と自己紹介するシーンを想定してください。自己紹介において最後の「クロイワ正一です」がたどたどしく，小さな声だったら，自信がないように伝わってしまいますね。また，「です」に行くにしたがってよりはっきり発声していけば，聴衆には頼りになりそうな話者と映ります。

▶ メリハリ（速さ・高さ）

　また，声の抑揚（高さ）やスピード（速さ）に関しては，「低く，遅く話すと重要な話であるように伝わる」という傾向を参考にするとよいでしょう。具体例や細かな説明はある程度の早さと高いトーンで話し，結論やまとめの部分ではゆっくり低く話すのです。

　時代劇などを注意深く見ていると，名優と認められる方々は，このあたりの変化のつけ方が絶妙です。例えば，悪役同士の対話などで「お代官さまぁ，最近江戸の町も物騒になりましたのう」と口調を速め，かつ高いトーンで話したと思ったら，急にゆっくり低い口調で「ところで，いつもの黄金色に輝く菓子を持って参りました」などと見つめ合い，「おぬしも悪よのう」の定番のセリフが続きます。

　ここまで役者がかる必要はありませんが，トーンにもある程度は気を配りましょう。さらに，適度に「間」を取ったり，こちらに注目してほしい時には，あえて「沈黙」することも効果があります。

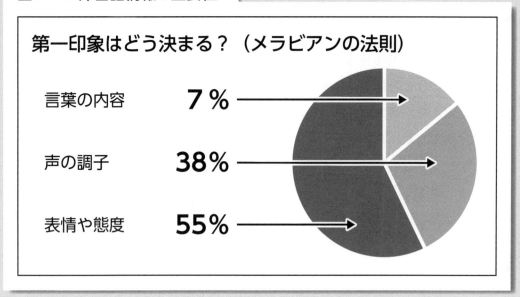

図9-5 非言語情報の重要性

第一印象はどう決まる？（メラビアンの法則）

言葉の内容	**7％**
声の調子	**38％**
表情や態度	**55％**

▶ 表情や態度

　すでにご存じの読者も多いと思いますが，**第一印象では言語情報よりも非言語情報の方が相手に印象を与えるという「メラビアンの法則」**があります（**図9-5**）。

　これは，社会心理学者メラビアンが，「初対面の人からは非言語的なメッセージを第一印象として受け取っている」ということを実験で確かめたものです。いくら「あなたを愛しています」と言っても，能面のような表情をして感情のこもらない平坦な口調であれば，「実は私に何の感情も抱いていないのね」と受け取られてしまうことを示唆しています。

　さらに，文化人類学者ベイトソンによれば，言語情報と非言語情報がチグハグだと「二重縛り（ダブル・バインド）」現象というものが起こり，場合によってはパニックさえ生じることを明らかにしています。つまり，先のような発言は「何の感情も抱いていない」と感じるだけでは終わらず，2つの異質のメッセージによって「一体どういうことなのだ」といった不安を感じさせることにもなるのです。

　それゆえ，非言語で情報を伝達する場合の配慮は非常に重要なのです。特にプレゼンテーションなどでは，快活な印象を与えた方が聴衆もそちらに向きます。明るい表情のポイントは目と口だと言われます。目は少し大きめに，口は口角を引き締

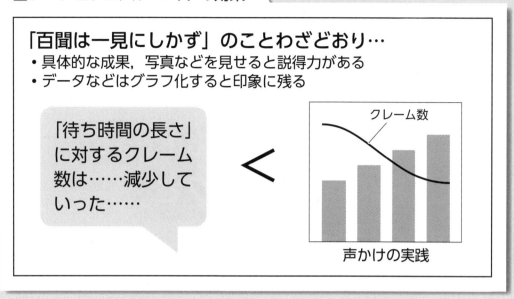

図9−6 ビジュアル・エイドの効果

「百聞は一見にしかず」のことわざどおり…
・具体的な成果，写真などを見せると説得力がある
・データなどはグラフ化すると印象に残る

「待ち時間の長さ」に対するクレーム数は……減少していった……

＜

クレーム数

声かけの実践

めると，表情が引き締まります。また，背筋を伸ばし，軽く身振りなども入れると活動的に映ります。先ほど説明したホール・パート法などと連動させて「第一に」などと発言する時，指を1本立てたりするとよいでしょう。

　また，聴衆の反応を確かめ，さらには聴衆を巻き込むことを意識することも重要です。それには，聴衆としっかりアイコンタクトをとり，何人かに確認したり，質問などを投げかけたりすると効果的です。「今お話しした3点についてお分かりいただけましたか？」とか，「あなたの持ち場では似たような問題はありませんか？」などと問いかけることにより，聴衆の注意と当事者意識を喚起できるのです。

▶ ビジュアル・エイド

　最後に，ビジュアル・エイドの効果についても言及しておきましょう。

　表情や態度からより多くの情報を受け取るように，人間は視覚情報には敏感です。そこで，主張を「視覚化して示す補助物（ビジュアル・エイド）」を用いると，印象強く伝わります。例えば，「待ち時間の長さに対する改善活動として，『お待たせしてすみません』の声かけ回数を増やしたらクレーム数が減少していった」といった発表をする際には，「クレーム数」と「声かけ数」の2数値間の関係を示すグラフなどを添えると，よりリアルに伝わります（**図9−6**）。

第10章

ULTRA®は指導法にも応用できる
ULTRA®コーチングとファシリテーション

教育や指導は「考え」を伝える過程

　本章では，レポートや論文を書く時はもちろん，マネジメントを行う看護管理者がその役割を果たす時に欠かせない論理的思考を活用する実践的なシーンとして，部下や後輩を教育・指導する場面に焦点を当てて，論理的思考のプロセスをより深く理解していきます。

　なぜ論理的思考が，教育や指導に生かせるのでしょうか。それは，教育・指導とは，教育者や指導者の「私はこうしたことを教えたい。部下をこのような方向に導きたい」といった考えを伝える過程でもあるからです。そのような考え（論）は，やはり適切な根拠（理）を伴わなければ，説得力を持って相手には伝わりません（図10-1）。

　頭ごなしに「このスキルを習得しなさい」「このような方向に努力しなさい」と訴えても，人は動きません。特に豊かさを達成し，少子化・高学歴化が進んだ社会で育った若い人たちはなおさらです。多くの若者は，自らの意向や価値観が尊重されるのは当然であると考えています。それゆえ，「なぜそのスキルが必要なのか」「なぜそのような方向に努力しなければならないのか」といった根拠を示さないと，素直に学ぶ態勢に入らないのです。

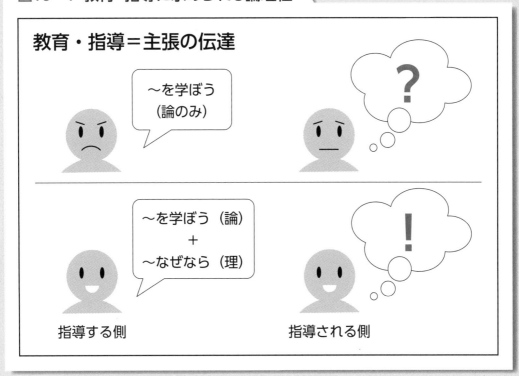

図10-1 教育・指導に求められる論理性

教育・指導＝主張の伝達

〜を学ぼう
（論のみ）

？

〜を学ぼう（論）
＋
〜なぜなら（理）

！

指導する側　　　　　　　指導される側

　こうした背景があるため，教育者・指導者は，教育・指導を受ける側が納得する論理を展開し，学習・目標設定の必要性を喚起しなければなりません。そうした**論理的な説明を介在させてこそ，主体的な学習意欲を触発し，行動変容を引き起こせるのです。**

　ただし，教育・指導とは人間同士の相互作用ですから，学習や行動変容を促すための論理を築くには，相手が持っている素材（経験や常識）を活用できます。対話を通じて相手も巻き込み，一緒に論理を構築していくことで，「だから，このような知識やスキルを学ぶ必要があるのだ」「ゆえに，このような方向に行動を修正する必要があるのだ」という合意形成をし，主体的な意思決定（論）を導くことができるのです。

　他者から一方的に押し付けられたものではなく，このように自らも参加して築いた論理ならば，本人はより深く納得し，実行についての責任感も芽生えます。それゆえ，教育・指導においては，相手と信頼関係を築き，こちらの指導を受ける主体的姿勢を喚起し，相手が持つ素材を効果的に引き出す対話スキルも求められるのです。

信頼関係を築く5つのスキル

対話スキルの初歩として重要なのが，傾聴スキルです。信頼関係を築く基礎的な技術として，私もさまざまなコミュニケーション研修で初めに扱います。相手の警戒心を解き，「この人は，自分の話を聴いてくれる好意的な人だ」といった安心感を抱いてもらうことが重要です。

具体的なスキルとしては，次の5つがあります。

> ・相手の動きと同調する（ミラーリング）
> ・相手の口調と同調する（ペーシング）
> ・相手に注意を払う（ペイアテンション）
> ・相手の話に反応する（うなずき・あいづち）
> ・相手の話を繰り返す（バックトラッキング）

日本ではあまり細かく注意されませんが，初対面の人と話す時にまず重要なことは，「私はあなたの敵ではありません」といった安心感を与えることです。そのための原始的なスキルが，**相手のしぐさを真似る「ミラーリング」**と，**相手が話したり動いたりする速度に合わせる「ペーシング」**です。これにより，相手は「自分と同類だ」と，まず安心感を抱いてくれます。特に，相手がゆっくり話す場合などは，こちらのペースも同調させることが重要です。そうしないと，「この人にはついていけない」といった警戒心を与えてしまいます。

次に，「私はあなたに関心を持っています」といった姿勢を示すことも，初対面の相手と対峙する時には重要です。その姿勢をアピールする具体的なスキルが，**相手の方に体を向け，話を聴く姿勢を示す「ペイアテンション」**です。

さらに相手が話してきたら，「うなずき」や「あいづち」など，**多少わざとらしく反応を示す**と，より安心してもらえます。こちらの「聴く姿勢」を具体的に示すことによって，相手も徐々に「話す姿勢」を形成していくのです。

そして，信頼関係を築く上で最も大切なスキルが，**相手が話した内容を繰り返す「バックトラッキング」**です。「あなたの話を漏らさずにしっかり聴いていますよ」といった姿勢を会話によっても伝えるのです。

ティーチングとコーチング

指導については，「指示命令型指導」と「質問提案型指導」の２種類があると説明されることがあります。前者は「ティーチング」と呼ばれ，後者は「コーチング」と呼ばれることもあります。

名称はさておき，指導項目や指導対象によって，上述の指導法を使い分けることが大切です。具体的には，相手の意思など関係なく知識体系や処置技術を指導する際にはティーチングが有効ですし，相手の意思が大きく作用することに関する指導ではコーチングが有効です。

▶ 技術習得を促す5つのスキル

まず，効率的な技術習得を促すティーチングについて説明します。ティーチングは，次の５段階で行うと効果的です。

- **言語および非言語による「説明」**
- **「模範」の提示**
- **「試行」の促し**
- **「助言」の提示**
- **「再試行」の促し**

看護記録の記入方法に関する指導の事例を想定して，ティーチングスキルについて解説すると，以下のような流れになります。

まず，「当院の看護記録はこのようなフォームになっていて，ここにはアセスメントの内容を記入します」などと，**発言や指差しなどによって「説明」**します。この際，「こうするのは……という理由があるから」といった論理的な説明を展開することが重要です。

次に，「実際に私が記入してみますね。ここには，アセスメントの結果として導かれる看護計画を記入します」などと，**「模範」を示します。**

そして，「では，やってみてください」と指導する相手に**「試行」を促し**，そのアクションに対して「このようにした方がよい」と**「助言」を示します。**

そして，「では，今のアドバイスを参考にして，もう一度記入してみてください」と**「再試行」を促します。**

ルーティンワークにはマニュアルが必要ですが，ただ「読んでおきなさい」と指示しただけでは理解できない可能性があります。そこで，このように対面して説明し，モデルを見せることが重要なのです。

▶ 意思決定を促す5つのスキル

次に，キャリア支援・相談や目標面接などのように，相手の主体的な意思決定が絡んでくる問題について指導するコーチング，特に論理的コーチングにおいては，次の5つのスキルを活用します（図10−2）。

- **閉ざされた質問（クローズド・クエスチョン）**
- **開かれた質問（オープン・クエスチョン）**
- **承認**
- **提案**
- **対決**

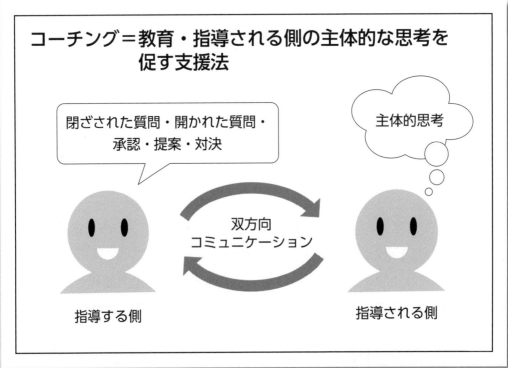

図10−2 コーチング・スキル

コーチング＝教育・指導される側の主体的な思考を促す支援法

閉ざされた質問・開かれた質問・承認・提案・対決

主体的思考

双方向コミュニケーション

指導する側

指導される側

▶ 閉ざされた質問・開かれた質問

　質問は，相手の主体的な思考を促す問いかけです。答えが１つに定まる「クローズド・クエスチョン（Closed Question）」と，さまざまな返答が可能な「オープン・クエスチョン（Open ended Question）」とを駆使し，相手の内発的な思考を活性化させていきます。

　質問は基本的に，クローズドからオープンへと展開させていきます。例えば，「現状で困ったことはありませんか」「理想のナース像を描いていますか」といったクローズドな質問から始まり，「では，どのようなことで困っているのですか？」「どのようなナース像が理想なのですか？」といったオープンな質問へと発展させていくのです。

▶ 承認

　「承認」とは，相手の意思決定を認めることです。上司や先輩に対して自信を持って発言できる人は，それほど多くはいないでしょう。経験の浅い看護師ならなおさらです。

　質問されたことに答えながらも，内心では「こんな答えでいいのかなぁ」と不安を抱えている人が多いのではないでしょうか。そこを後押しし，さらなる思考を促すための手法が承認なのです。具体的には，「私もそう思う」とか，「素晴らしい心掛けです」などといったフォローです。

▶ 提案

　ただし，質問を投げかけられて，答えに詰まるケースもあるでしょう。質問を投げかけたものの梨のつぶてになってしまい，相手が黙り込んでしまうケースなどです。こうした時に用いるのが，「提案」の手法です。こちらからヒントを与えてあげるのです。

　提案する時には，あらかじめ相手に「提案してよいかどうか」の許可を取ることが重要です。なぜなら，提案を受けたら，「ああ，助かった」と感謝する人もいるかもしれませんが，逆に「もっと自分で考えさせてほしいのに」と反発する人もいるからです。

　答えを出せない場合としては，次の２つのケースが考えられます。１つは「主体

的に答えを出そうと探っている」ケース，そしてもう1つは「答えの探りようがなくて困っている」ケースです。

　前者の場合，いきなり他者から答えを提案されたら，せっかく育っている主体的思考が阻まれてしまいます。しかし，後者の場合は，提案を与えられることが救済になり得ます。

　そこで，前者か後者かを見分けるために許可をとるのです。「私に提案させてもらえないですか」と打診した時，もし前者ならば，「もう少し自分で考えさせてください」と答えるでしょうし，後者なら「お願いします（提案を受け入れます）」と答えるでしょう。

▶ 対決

　さらに，信頼関係が構築できているのなら，相手が出した答えに対して批判的な態度を取ること，すなわち「対決」も大切です。質問を投げかけられ，ポンポンと答えていても，場合によっては深く考えていないこともあります。「調子のよさ」だけで対応している部下や学生です。このような時には，「本当にそんな早くに提出できるとは思えません」などと対決してみると，相手も「そう言えば，まだ終わっていない課題がたくさんありました」などと「我に返って」改めて考えることがあります。相手にそうした熟慮を促す機会として，対決のスキルを活用できるのです。

　こうした対話スキルを駆使して，相互に納得のいく論理を構築していくことによってこそ，教育・指導は有意義なものになるのです。

論理的コーチングのコツ

▶ 帰納法を活用した新人教育：ケースメソッド

　新人教育は，医療機関の全組織的な課題です。プリセプターやPNS®で新人教育に携わっている人はもちろん，特に新人教育担当者には任命されていない人にも，新人看護師を温かい目で見守り，望ましい方向に導く責務があります。

　しかし，先ほども述べたとおり，上司や先輩の指導に正当性や妥当性があったとしても，知識やスキルを一方的に押し付けるのでは，現代の若者は反発を感じる傾

向にあります。それゆえ，対象者たちの頭の中で，その妥当性について納得できるようなプロセスを踏む教育こそが効果的なのです。

　では，どのようにすれば納得してもらいながら教育を展開することができるのでしょうか。その方法の一つが，追体験による論理構築です。新人とベテランの違いは経験です。例えば，「患者のサインは五感でとらえる」といった教訓でも，ベテランの背後には，その妥当性を裏づけるさまざまな具体的経験がありますが，新人にはそれがありません。そのギャップが，教訓の重要度を理解するレベルの違いとなります。

　例えば，ベテランなら「Ａさんは声が出せなかったから，コミュニケーションの手段としては，手を握り返してもらうしかなかった。言葉だけではなくて，手の感覚（触覚）も重要だった」といった経験があるため，「やはり，五感を磨くことが看護にとってとても重要」と納得できます。しかし，新人にはそうした理解の過程がありません。

　それでは，新人がそうした教訓の重要性に気づくには，ベテラン並みの経験が必要なのでしょうか。答えは「否」です。ベテランが経験を通じて学んできたプロセスを，新人も追体験すればよいのです。教育・指導する側には，さまざまな経験が蓄積されています。それらを教育目的に合わせて，集積整理しておくのです。そして新人教育の際に，それらの中から目的に応じた事例（ケース）を選択し，新人に提示し，どのようなことが学べるか主体的に考えてもらうのです。

　具体的なケースから学ぶわけですから，このアプローチは帰納法によるものです。まずケースを分析してもらい，「このケースから学べること」といった一般的・抽象的な傾向を導き出してもらうのです。そこでは，「このケースでは，どこがよかったのでしょう（悪かったのでしょう）？」とか，「同じような問題を予防するための対策は？」などと，コーチングの質問スキルを用いると効果的です。

　なお，こうしたケーススタディを通じて学生に主体的に考えさせ，分析力や理論の習得を促す教育法を，ケースメソッドなどと呼びます（**図10－3**）。社会科学の分野では，欧米の大学で発展し，近年日本でも重要視されてきた方法です。看護学にも「人と人とのかかわり」を研究する社会科学的側面がありますから，こうした教育手法は有効です。

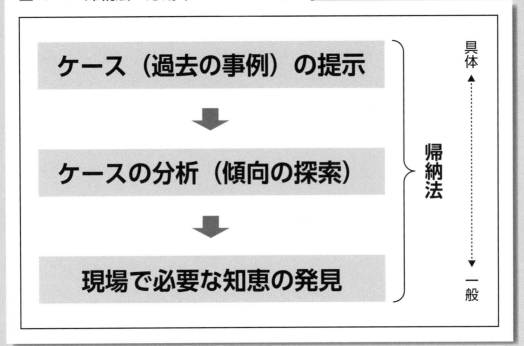

図10-3 帰納法の応用（ケースメソッド）

ケース（過去の事例）の提示

ケースの分析（傾向の探索）

現場で必要な知恵の発見

帰納法

具体 ↕ 一般

▶ 演繹法を活用した新人教育：シミュレーション

　ただし，新人とは「看護の現場における新人」であって，すでに20年以上の人生経験を積んでいます。それゆえ，人間社会におけるさまざまな常識や法則については，ある程度学んできたはずです。こうした観点から考えると，教育する側にとって，新人とは必ずしも異質な他者ではないのです。

　このように，互いに共有できる前提があることを確認し，それを看護職の現場に当てはめて納得してもらう教育アプローチがあります。一般的な法則を具体的な業務に当てはめて考えるわけですから，演繹法です。

　例えば，次のように，まず合意を形成します。

　「あなたは，コーヒーを飲む時にミルクは入れますか？……えっ！　ブラックで飲むの？　私はミルクも砂糖もたっぷり入れます。でも，好みは人によっていろいろありますね。あなたも学生時代に，いろいろな友達と付き合ってきたでしょう。……やっぱり。人には，生まれや育ちによって，さまざまな好みやこだわりがあるものですね。これには納得できますか？……はい，分かりました」

　そこで，「私たちがケアさせていただく患者さまも，人によってさまざまなこだ

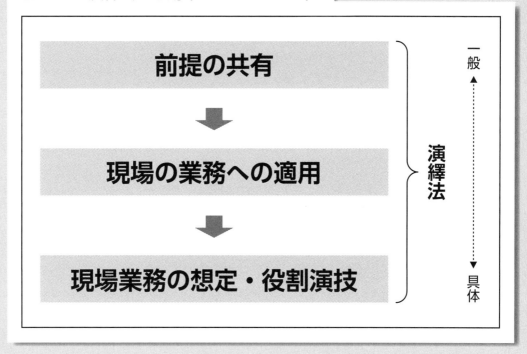

図10-4 演繹法の応用（シミュレーション）

前提の共有

↓

現場の業務への適用

↓

現場業務の想定・役割演技

演繹法

一般

具体

わりがあるでしょうね」と，看護の現場の話へと具体化していき，応用問題として
さまざまな場面での取るべき行動について，主体的に考えてもらいます。ここでも，
「こういうシーンだったらどう？　こういう場合は？」と，質問のスキルが効果を発
揮します。そして，もし相手の反応が不適切であったら，一方的に「それじゃダメ
よ」と叱るのではなく，「その対応は，価値観の多様性という前提に立ったもので
しょうか？」などと合意した時点に戻って，誤りを自覚してもらうことが重要です。

　実際にあったケースではなく，上述のように応用例を想像する手法が，皆さんも
ご存じのシミュレーションです。頭の中で描くだけではなく，役割（role）を割り
振り現実に演ずる（play）のがロールプレイ（role play）です。スキルの習得を促
すための方法として有名です（図10-4）。

　しかし，研修などにロールプレイを取り入れても，あまり身にならないケースも
あります。なぜでしょうか。それは，先ほど示したような「指導者と指導される側
の合意」が形成されていないからです。納得していなければ，いくら演じることだ
けを繰り返しても定着しません。ですから，ロールプレイをする際には，その演技
の妥当性について，事前にしっかりと合意形成しておくことが必要です。

▶ 論理的思考に基づく目標面接

新人教育だけではなく，目標面接などキャリア設計の支援についても，論理的思考は応用できます。

まず，対象者の過去の経験を分析することによって，興味や価値観，さらには性格上の長所・短所など，その人の資質を知ることができます。その過程で重要なことは，コーチングのスキルなどを用い，本人に自覚的に気づいてもらうことです。このアプローチは，自己の行動という具体的な要素を分析し，自分のイメージ（心理学で言うセルフコンセプト）を確立していく工程ですので，帰納法の応用です。

例えば，次のような就業経緯を話してくれた部下がいたとします。

「新人でA病棟に配属された当初は，現場への対応の遅い新人として劣等感を持っていましたが，独自に疾患のこととケアのあり方について勉強を進め，徐々にやりがいを感じるようになりました。しかし，3年目にB病棟への配置換えの打診があった時は，新人として配属された時以上に戸惑いを感じ，結局看護部長に直訴して，A病棟に留まらせてもらいました」

こうした会話から，「そこで，あなたは自分をどう分析しますか？」などと問い，「適応には多少時間がかかるものの，研究心が旺盛なので，一つの仕事にこだわりを持って継続的に打ち込みたいタイプ」などという発言を引き出すことができます。

このような自己のイメージを認識してもらえば，将来に向けてその資質を生かすキャリアを形成することをアドバイスできます。具体的なキャリアとしては，まず既存のキャリアモデルが参考になります。適当なモデルがなければ，相手と相談して，新しいキャリアモデルを創ってもよいでしょう。いずれにしても，「資質」といった抽象的なものを具体的にモデル化するので，演繹法の応用です（図10－5）。

先の「研究心旺盛で一つの仕事に継続的に打ち込むタイプ」の事例で考えれば，「○○疾患を抱える患者へのケアについて，当院の制度を利用して，認定看護師を目指したらどうでしょうか。そして，A病棟での指導的立場になってもらうのはどうでしょう。さらに，その疾患へのケアについてレポートをまとめ，看護協会が主催する研修会などで発表する機会を持つ道もあるでしょう」といったアドバイスができます。

なお，キャリアモデルについては，経験の少ない人はイメージしにくいかもしれませんので，「どのようなキャリアモデルがあるか，想像できますか。私から提案

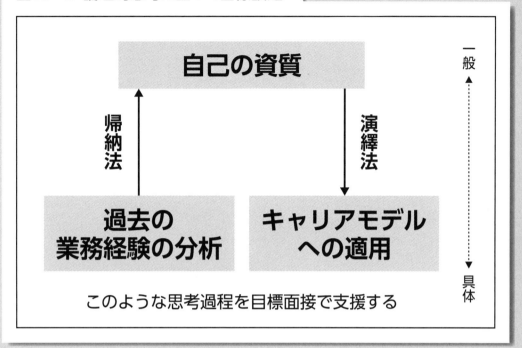

図10−5 論理的思考に基づく目標設定

自己の資質

帰納法

演繹法

**過去の
業務経験の分析**

**キャリアモデル
への適用**

一般

具体

このような思考過程を目標面接で支援する

しましょうか，それとも自分で探ってみますか？」などと，提案のスキルを交えて
面談していくと，意思決定を促せます。そして，暫定的であるにせよ，目指すべき
キャリアモデルが定まったら，それに向けてどのような努力が必要かについて，合
意形成を図っていけばよいのです。

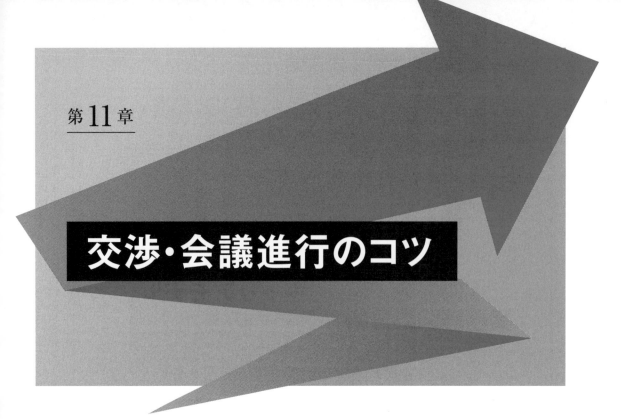

第11章

交渉・会議進行のコツ

交渉も会議運営も「論の構築」の一形態

　論理的思考法は，意思決定のプロセスを明確化するものであるため，看護師のさまざまな職務シーンに広く応用することが可能です。その例として，第10章では論理的思考に基づく「指導・面接」のコツを紹介しました。本章では，二者間またはそれ以上の人数の間で合意形成を図る「交渉」や「会議運営」のシーンを題材として，論理的思考の応用例を紹介します。

　看護職としてのキャリアを積むにつれて，上司や医師，多職種，事務方と交渉したり，会議の運営を任されたりする機会は増えるでしょう。しかし，患者のケアには慣れていても，そのような管理的な業務を苦手とする人は多いはずです。本章では，そうした不安を晴らしていただくことを意図します。

　では，なぜ交渉や会議の運営に対する苦手意識が生まれるのでしょうか。それには，2つの理由が考えられます。第一に，交渉や会議運営の技術を体系的に学んでいないからです。交渉や会議運営をスムーズに行う具体的なスキルを知らないから不安になるのです。第二に，交渉や会議運営のスキルの知識を持っていても，実践経験を積んでいないからです。頭では分かっていても，トレーニングを積み，感覚としてつかんでいないと，交渉や会議運営の場で自信を持てないのです。

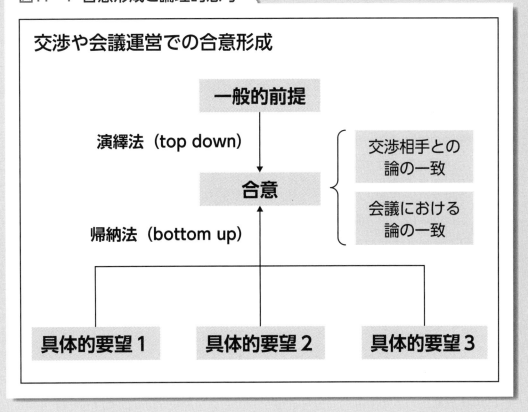

図11−1 合意形成と論理的思考

交渉や会議運営での合意形成

一般的前提

演繹法（top down）

合意

交渉相手との
論の一致

会議における
論の一致

帰納法（bottom up）

具体的要望1　　具体的要望2　　具体的要望3

　臨床現場に慣れるのも同じことですね。実習に来る看護学生は，臨床に関する知識や実体験が乏しいために不安を感じています。しかし，就業し，臨床経験を積むに従って，次第に臨床現場に慣れていきます。交渉や会議運営に慣れるのも，同様の過程が必要なのです。

　ところで，交渉も会議運営も，共に「論の一致」を目指す行為です。交渉では，自分の論と交渉相手の論とが結果的に一致することを目指します。また，会議で目指すところも参加者の論の一致です。紛余曲折はあるにせよ，つまり，**結論に至る過程で対立や衝突はあるにせよ，結果的に合意を得られればよいのです。**

　こうした過程，すなわち，**あれこれと理を探り，1つの論へとまとめていくプロセスは，まさに論理的思考です。**複数の人間のさまざまな具体的要望を探り，その共通項を見いだしていく方法論（帰納法）によって合意を形成することもできますし，交渉相手や会議参加者全員に通ずる職場の方向性（大前提）から出発して，合意形成を図る方法論（演繹法）も可能です（**図11−1**）。

交渉で使う論理的スキル

▶ 帰納法による交渉術

　では，交渉や会議運営に，どう論理的思考を応用すればよいのでしょうか。具体的な問題を取り上げて，その思考過程を紹介していきます。

　私は，日総研出版の主催によるセミナーなどで，たびたび「効果的な交渉術」に関する質問を受けます。具体的には，「上司（または医師）の中には，いくら訴えてもいくら要求しても，話を聴こうという姿勢すら示してくれない人がいる。このような相手に対して，どう交渉すればよいか」といった内容が中心です。

　そうした質問に対して，状況を確認するために，私の方からも「では，そうした交渉の時に，要求・主張（論）とその根拠（理）をそろえて伝えていますか」といった質問をします。返答としては，「いいえ，とにかく自分も相手も互いに忙しいので，ひたすら要求・主張を繰り返して訴えます」といったパターンと，「はい，要求する時には必ず根拠を付して訴えるようにしています」といったパターンの2種類があります。

　交渉とは，相手に対して意思や行動の変容を求めることです。したがって，考えや行動を変える根拠について，相手が納得しなければなりません。そもそも考えや行動を変えるということは，新たなエネルギーを要することですから，大抵は重い腰を上げたがりません。さらには，行動を変えることによって既得権益を失う可能性すらあります。

　こう考えると，交渉で成果を上げるには自分の言い分だけではなく，「相手の利益」も考慮した論理を創って主張することが重要だと分かります（図11－2）。ですから，交渉時にひたすら要求，すなわち論を訴えるだけでは，交渉はうまくいきません。また，根拠を添えて要求したとしても，それが相手の利益にならなければ相手は合意しないでしょう。

　ただし，自分の言い分と相手の利益が真正面から対立する場合もあるでしょう。そのような時には，自分の要望をある程度譲歩する必要もあります。相手の意思や行動を変えるだけではなく，自分も歩み寄る必要があるのです。

　例えば，パソコンを苦手とする上司や先輩から，頻繁に書類の作成を依頼されて困っている主任看護師のケースを想定してみましょう。この状況を克服するため

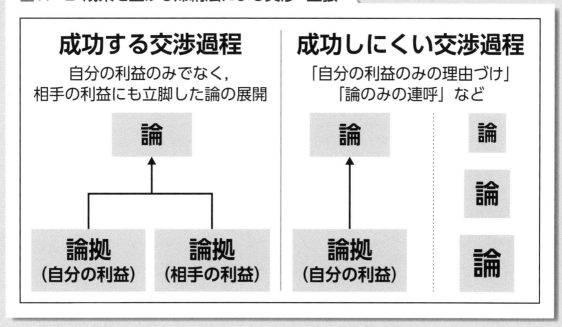

図11-2 成果を上げる帰納法による交渉・主張

成功する交渉過程
自分の利益のみでなく，
相手の利益にも立脚した論の展開

論

論拠
（自分の利益）　　論拠
（相手の利益）

成功しにくい交渉過程
「自分の利益のみの理由づけ」
「論のみの連呼」など

論

論拠
（自分の利益）

論

論

論

に，主任はどう上司に交渉すべきか，そのシーンを思い描いてください。

　まず，「もう私ばかりに書類の作成を依頼しないでください」といった主張を訴えるのみでは，角が立つかもしれません。また，「臨床や後輩の面倒だけでも忙しいのに，休む暇もありません」といった根拠を添えても，「いや，私たちだって，あなたのポジションにいた時は臨床も管理もこなしたものです」と反論されるかもしれません。

　こうした時は，相手が望んでいることを具体的にリサーチし，そこから対策を講ずると効果的です。例えば，「私もパソコンを使えればいいんだけれど……」といった発言を耳にしたら，「では，師長（または先輩）もパソコンを扱えるようになりたいのですね」といった意向を確認しておくのです。

　そうした具体的な状況をリサーチして，自分の要望も，そして相手の要望も満たすような論理を構築していくのです。今回のケースでは，主任の要望は「上司や先輩の分まで書類を作りたくない」ということです。上司・先輩の要望は，「（誰が作ってもよいが）自分の意向を反映した書類をパソコンで作りたい」ということです。しかも，「できれば自分もパソコンを駆使したい」といった意向もあります。これらの条件から解決策を探ると，次のような2つの案が想起できます。

①上司や先輩が自分で書類を作成できるようになる

②自分（主任）以外の誰かがその業務を引き継ぐ

　後者の解決策では，自分の後輩などほかのスタッフが作るか，スタッフ以外の誰かが作るか，２つのケースが考えられます。しかし，ほかのスタッフが作ることになっても，結局「しわ寄せ」は解消されませんので，有効な案ではありません。外部者が作ることに関しても，機密保持やコストの問題があります。

　残った選択肢は，前者の「上司や先輩たちがパソコンを学習して，自分で書類を作成できるようになる」という策です。そこで，その方向で論理を構築していくと，次のような展開が考えられます。

　「師長。今後の研修に，看護師個々人のITスキルを向上させるカリキュラムを組み込んでいただけませんか（**要求＝論**）。なぜなら，研修として取り組むことにより，管理職から新人看護師まで，本病棟の全看護師のITスキルを底上げすることができるからです。厚生労働省や日本看護協会もwebを通じて，盛んに情報を発信していますが，ITスキルに差があると，看護師同士でも情報格差が生じてしまいます（**根拠＝理**）」。

　ベテランであれば，部下や後輩よりも情報において劣位でありたくないと思うのは自然でしょう。そうした知的好奇心，向上心をも刺激すれば，合意形成は図りやすいのです。

　このように，大枠の合意を得，段階的に具体的な研修スケジュールなどを提示していけば，当初の問題の解決は実現に近づくでしょう。

▶ 演繹法による交渉術

　交渉相手の具体的な要望を探ることによって合意形成を図るのが，帰納法による交渉術でした。続いて，互いに共通の前提を確認し，そこから合意を形成するプロセス，すなわち演繹法による交渉術について考えてみましょう。

　交渉したい内容がそもそも「不当な要求」であるならば，その交渉は成立しなくても仕方がありません。例えば，「自分だけに残業手当をつけてほしい」とか，「自分だけ休みを多くしてほしい」といった要求をしても，それは認められないでしょう。

　ここで議論したい交渉内容は，あくまでも「正当な要求」であり，大義名分のある交渉です。大義名分とは，例えば「患者のQOLの向上を支援する」といったことです。交渉相手とも共有できるこうした常識，法則を前提として，合意を築いてい

図11-3 演繹法による交渉

交渉相手とも共有できる前提（大前提）

交渉テーマとの関連づけ（小前提）

要求の提示（論）

く過程が演繹法です（**図11-3**）。

　では，演繹法を応用して，先に挙げた「上司や先輩からの書類作成業務の依頼を解除してほしい」といった要望を実現するには，どのように交渉すればよいのでしょうか。

　演繹法の基本は，まず大前提を確認することです。したがって，病棟における共通認識，さらには医療における大義名分などを確認するところからスタートします。例えば今回の問題は，「余計な業務を上司・先輩から依頼されて，通常業務に支障が生じかねない」という点にあります。そこで，「看護師は，患者のQOL向上を支援するため，ベストのケアを提供できる状態を保つ必要がある」といった前提から確認するのです。すると，こうした論理が展開できます。

　「私たち看護師は，ベストのケアを提供するために，可能な限り体調や精神状態を整えておくことが求められます（**大前提**）。当病棟においても，そうしたケアを求める患者様がたくさんいます（**小前提**）。それゆえ，可能な限り次の日まで疲労が残らないような努力をすることが，私たちにとっても必要なことです。しかし，最近は業務を交代した後に先輩たちの書類作成を手伝う時間が増え，疲れが蓄積しています。こうした依頼を軽減していただくことは可能でしょうか（**論**）」。

　このように交渉することによって，相手もスムーズに受け入れてくれるでしょう。ただし，こうした理路整然とした話の展開だけでは無機的な印象を与えてしまいますので，柔らかな表情や「してもらえませんか」といった相手の考えを尊重する懇願のテクニックも必要になります。

発言を促し，会議に巻き込むファシリテーションスキル

▶ 会議運営も「論の構築」の一形態

　次に，論理的思考を複数の間で合意形成を図る会議や話し合いをまとめることへの応用について，考えていきます。

　会議を運営したり，複数の人々の意向をまとめ組織をスムーズに運営したりすることをファシリテーション（facilitation），まとめ役をファシリテーター（facilitator）と呼びますが，ここでのテーマは，言わば「論理的思考のファシリテーションへの応用」です。看護職としてのキャリアを積むにつれて，上司や医局，事務方と交渉したり，会議の運営を任されたりする機会は増えるでしょうから，当然ファシリテーションスキルが求められるようになります。

　ファシリテーションとは，参加者の主体的思考を促し，積極的発言を誘発し，問題解決することを目的としていますので，「複数の人に行うコーチング」などと呼ばれることもあります。つまり，ファシリテーターの役割とは，傾聴スキルを用いて参加者との信頼関係を築き，質問，承認，提案などのスキルによって参加者を会議に巻き込んでいくことなのです。

　コーチングスキルが会議進行に活用できる理由は，次のとおりです。

　まず，進んで発言しない参加者がいるのは，「どうせ自分の意見なんて聞いてもらえない」などと感じているからです。そこで，「傾聴」スキルや「承認」で参加意欲を芽吹かせることができます。

　また，「自分が話さなくてもほかの誰かが発言するだろう」と感じている人に対しても，「質問」を投げかけることによって参加者意欲を喚起し，主体的思考を促すことができます。

　さらに，同じ議論が繰り返されるのは，一つには議論を論理的に整理する人がいないからです。そこで，既出の議論を確認のための「質問」をすることにより，会議進行を促すことができます。意見がバラバラでまとまらないのも，目的やゴールを示唆する人がいないからです。そこで，ファシリテーターによるタイムリーな「提案」が議論の方向づけをします。

　このように，前章にてコーチングスキルとして紹介したコミュニケーション技術は，ファシリテーションにおいても有効に活用することができるのです。

脱線を防ぎ，意見をまとめる「構造化」のスキル

ただし，対象が複数ですので，ファシリテーションにはコーチングにはない「構造化」のスキルも必要になります。**構造化とは，意見間の関係について整理することです。**細かく述べると**表11-1**のようになりますが，要は**結論導出と合意形成に向けて出た意見を交通整理していくことです。**

なお，会議の前には「すべての参加者に意見を求めますので，必ずこの問題について事前に考え，意見を用意して会議に臨んでください」といったアナウンスが必要です。なぜなら，ファシリテーション以前の問題として，いわゆる準備のない「ブレーンストーミング」では，一人でじっくり同じ時間考えた案の方が，深くしかも多角的な発想になることが，社会心理学の実験・観察によって明らかになっているからです。これを「集団浅慮（Group Think）」と呼びますが，人数が多くなると，発言に対する責任感もモチベーションも分散されることが原因だと考えられています。集団浅慮となってしまうことを防ぐためには，事前にじっくり個人で考えておいてもらう必要があるのです。

また，個人で考える時よりも集団で意見をまとめる時の方が，危険か安全の両極端な結論に至りがちであることも分かっています。前者を「危機偏重（Risky Shift）

表11-1 構造化スキル（脱線を防ぎ，意見を整理するスキル）

整合性の確認　・意見とテーマとの整合性を確認する

関連性の指摘と階層化
- 意見と意見の関連性（類似性，相違性）を指摘する
- 出た意見を「具体—抽象」へと階層化する

現実性の照合（「極端な意見」の回避）
- 出た意見の功罪や実現可能性への考察を促す

結論誘導（まとめ）
- 会議の趣旨と出た意見の整合性を判定し採決を促す

表11−2 会議で陥りがちな罠（社会心理学者の研究成果より）

集団浅慮（Group Think）：合議制で出た案よりも個人で出す案の方が質の高いものになりがち

危機偏重（Risky Shift）：合議制だとリスキーな案にシフトしやすい

安全偏重（Cautious Shift）：合議制だと用心深い案にシフトしやすい

現象」，後者を「安全偏重（Cautious Shift）現象」と呼びます。1986年米国のスペースシャトル・チャレンジャーが爆破した事件の原因は，発射前の会議におけるリスキーシフト現象であると言われています。それゆえ，ファシリテーターはこうしたシフトを避けるために，クリティカルコメンテーターであることも意識しておく必要があります。コーチングにおける「対決」です。十分に発言者の意見を尊重しながらも，「本当にその案で間違いないのでしょうか」といった批判的発言を織り交ぜることも求められるのです（**表11−2**）。

▶ 帰納法の応用

　ファシリテーションの工程は，簡略して表現すると**図11−4**のようになりますが，問題発見の初期フェーズにおいては帰納法的な発想が役立ちます。すなわち，まずさまざまな具体的事例を挙げてもらうところからスタートし，次に各事例に共通する要素，いわば一般的・根本的な問題点の発見を導く過程に帰納的思考が応用できるのです。

　例えば，「認知症ケア研修の導入について，看護部の態度をまとめる」ことを目的として会議を開くことを想定します。そこで，初期フェーズでは「導入についてどう思いますか」といった質問から入り，具体的な意見を出してもらうのです。

　そして，さまざまな意見が出たら，参加者に帰納的思考を促しながら，出た意見

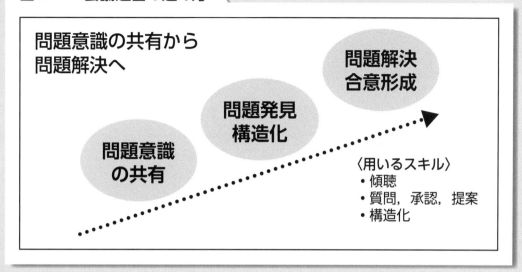

図11-4 会議運営の進め方

問題意識の共有から
問題解決へ

問題解決
合意形成

問題発見
構造化

問題意識
の共有

〈用いるスキル〉
・傾聴
・質問，承認，提案
・構造化

を構造化していきます。例えば，「Ａさんの発言は……，Ｂさんの発言は……です。まとめると，どういうことでしょう。一方，Ｃさんの……という発言とＤさんの……という発言も，まとめられませんか」などと，参加者の主体的・積極的な思考・発言を促していきます。

▶ 演繹法の応用

また，問題の傾向や根本的原因などが分かってきたら，問題解決フェーズに移りますが，ここでは演繹的な思考が役立ちます。その原因を除去するには具体的にどのようなプランがあるのか，また原因が除去できない場合は，代替案として具体的にどのような対策を講ずればよいのかといった発想を促すのです。

例えば，「認知症ケアの研修を導入するメリットとして○○，●●，◎◎といった３点が挙がりました。また，デメリットとして××，△△，▲▲といった問題が挙がりました。メリットとデメリットを比較・検討した上で，看護部の意見としては，導入に関してどのような態度を示すべきでしょうか」といったプロセスで問題の構造が明らかになり，「看護部の総意としては導入してほしい」という態度に決まったとします。

そこで，「デメリットの解消法」について案を募る時には，「３つのデメリットを解消するために，それぞれ具体的にどのような対策があるでしょうか」と演繹法が

生かせます。そして，「まず××について考えてください」などとファシリテートしていくことにより，「認知症ケア研修の導入に関する看護部の基本的姿勢とその根拠」や，「導入の際に発生し得る問題に関する具体的対策」などに関して，充実した結論を導くことができます。

　以下に，ファシリテーションに関するダイアログの例を挙げます。今まで解説した論理的思考，コミュニケーションスキルが有効に活用されていることを参照してください。

　なお，論理的思考やコミュニケーションのスキルは，看護ケアや処置の技術と同じく使わなければ身につかないものです。逆に，基本に則ってトレーニングすればするほど，磨かれるものでもあります。読者の皆さんには，日々の業務の中で，またプライベートな生活の中で，ぜひこうしたスキルを使うことを意識してください。

▶ ファシリテーションの会話例

▶ 初期フェーズ：問題意識の共有

F（ファシリテーター）：今日の会議の目的は，院長から提案されている認知症ケア研修の導入について看護部の態度をまとめることです。皆さん，考えてきたことを自由に発表してください。では，誰か口火を切ってください……。はい，Aさん。

A：新しく研修が導入されると休暇が少なくなるので，反対なのですが。

F：業務に負担を招くから反対なのですね（**繰り返し**）。分かりました（**承認**）。ほかには？

B：はい，負担にはなりますが，導入することのメリットも多いと思います。

F：なるほど，デメリットだけではなくメリットも考えてから判断しようということですね（**繰り返し**）。では，メリットとデメリットの洗い出しから進めていってよいでしょうか？（**クローズド・クエスチョン**）

▶ 問題発見のフェーズ：問題の発見・意見の構造化

F：いろいろな意見が出て，皆さんすごいですね（**承認**）。誰かこれをまとめてくれませんか？（**オープン・クエスチョン**，帰納的思考の促し）

A：はい，メリットは早期退院支援，患者満足度の向上，職員満足度の向上の3点にまとめられます。デメリットは……。

C：はい，いいですか？　デメリットは負担増と研修費用，そして研修効果の信ぴょう性という3点にまとめられると思います。

F：2人ともすばらしい（**承認**）。3対3で功罪相半ばするということですね（**繰り返し**）。では，看護部の態度としては，どちらにすればよいでしょうか（**クローズド・クエスチョン**）。

B：デメリットに関しては，eラーニングなどの導入により解決が可能だと思います。認知症患者はますます増加していますし，当地域でも著しく高齢化が進んでいるので，私は導入した方がよいと思います」

F：前向きな発言，いいですね（**承認**）。反対意見も遠慮なく言ってください。誰か，どうですか？（**オープン・クエスチョン**）

▶ 問題解決のフェーズ：問題解決・合意形成

F：では，看護部の総意として，認知症ケア研修の導入にまつわる問題について検討しつつ，基本姿勢は賛成ということでいいでしょうか（**クローズド・クエスチョン**）。

（一同合意）

F：「問題点の検討ですが，具体的な提案を募りたいと思います。まず，負担増を解消することについてどんな策があるでしょうか？（**オープン・クエスチョン**，演繹的思考の**促し**）

A：先ほども言いましたが，eラーニングの導入が効果的だと思います。BPSDへの対応など基本的な知識の部分は自宅でも学べる形式にすれば，勤務時間超過が防げると思います……。

B：OJTの導入も効果的ですね……。

F：みんな，建設的な意見をありがとう（**承認**）。早速，院長にもお願いしてみますね……。

おわりに～ULTRA®で評価してみよう

レポート・論文でもプレゼンテーションや交渉事でも，自分の意見がその場にふさわしいものであるか，常にULTRA®の基準に照らし合わせて評価してみましょう（**表**）。

・読み手（聴き手）の要求を組んだ話の展開になっているか（Understand）。

・読み手（聴き手）が納得する理由・根拠を添えているか（Logic）。

・読み手（聴き手）の興味に沿った順序に整理できているか（TRimming）。

・読み手（聴き手）に伝わる正しい日本語で表現できているか（Action）。

書いたり話したりしている時，常にこの軸に戻って表現を確認していくと，大概の場合良い評価が得られるものです。こうして文章を書いている時もそうですが，日総研出版や看護協会が主催するセミナー，研修，講演に登壇している時，私は常

表 ULTRA評価票

		10点満点	50点満点
Understand	「求める資質」を理解している		
	評価者の属性を理解している		
	設問を理解している		
Logic	論拠（論の根拠）を提示している		
	具体的事実（証拠）を提示している		
	矛盾や飛躍はない		
TRimming	段落分けは適切である		
	Main Point Firstの構成になっている		
Action	表現（語法など）は正しい		
	表記（漢字，固有名詞など）は正しい		
※10点満点は，〇（1点）か✕（0点）で評価し，合計点で総合点を算出 ※50点満点は，1～5点の5段階で評価し，合計点で総合点を算出			

にULTRA®を意識しています。

　おかげさまで，こうした姿勢を保ち続けているためか，終了後に回収するアンケート用紙には，「満足」に○をつけてもらえる機会が増えました。ありがたいことに「満足」に○をつけるだけではなく，その前に「大」という字まで添えてくださる受講者もいます。

　また，自分で言うのもおこがましいのですが，「謙虚ですねぇ。どうしてそんなに丁寧に質問に答えてくれるのですか」といった質問を受けることもあります。答えは簡単です。「ULTRA®に則って行動しているだけです」。

　そうなんです。出版もセミナーも研修も講演も，参加者への理解があって成立するものです。その前提から，すべての参加者の要望は次なる論理を創るための貴重な資源になるのです。

　ULTRA®は一過性のものではありません。Actionしたら，それに対する反応をUnderstandし，次々とULTRA®サイクルを回していく必要があるのです。ULTRA®サイクルを回していくことは，より良きサービスを構築し提供していく原動力になっているのです。執筆や発表をして，もし芳しくない反応が返ってきたとしても，それはそれで貴重なインプット（理解）となりますので，次に修正していけばよいのです。そう，ULTRA®はより高質なサービスを提供し続ける「在り方」でもあるのです。

　本書を通じて，少しでも多くの看護職さまが「書くのが楽になった。人前で発表するのが苦でなくなった」といった感想を抱いてくだされば，著者としてこれほどうれしいことはありません。私は直接的に日本の医療に貢献することはできませんが，本書によって管理的業務の負担が軽減され，その余力でより質の高い看護サービスを提供してくださる看護職が増えれば，世界でも稀に見るほど高齢化が進んだこの国の医療に，間接的にでも貢献できることになります。その願いも本書に託しています。ご感想・ご相談・ご質問は，info@hms.bzまでお寄せください。

クロイワ正一

「背景・現状・分析・考察・提案」型構成のテンプレート

背景	マクロ環境（社会）⇒メソ環境（地域）
現状	⇒ミクロ環境（病院⇒自部署の現状）
分析	問題の構造分析（原因，影響など）
考察	自部署で取り組むべき課題
提案	解決策の組織への提案

【記入例】

背景	マクロ環境（社会）⇒メソ環境（地域） 地域包括ケアシステム構築のため，多様な施設での看護師の需要が高まり，慢性的な人手不足が続いている。それゆえ，パート職員の活用は当院でも必須課題となる。
現状	⇒ミクロ環境（病院⇒自部署の現状） 自部署では，パート職員の職員間コミュニケーションの重要性についての意識が低く，実際に実践できていない。その結果，提供する看護サービスの質が高まらない。
分析	問題の構造分析（原因，影響など） パート職員が「職員間コミュニケーションの徹底」よりも「時間どおりに帰ること」を優先させる背景には，パート職を選ばざるを得ない家庭事情などがある。
考察	自部署で取り組むべき課題 契約した時間内で必要な職員間コミュニケーションを実践してもらうには，職員間コミュニケーションもルーティンワークの中に入れる施策が有効であろう。
提案	解決策の組織への提案 パート職員の勤務時間のラスト30分は，引き継ぐ職員に伝えるべき情報の整理と情報伝達に充てるような勤務体制を築く。提供する看護サービスの質がどのように変化するかは，「患者様からのクレーム数」でモニタリングしたい。

看護研究・論文の構成のテンプレート

はじめに	問題背景や研究動機・意義など
目的・意義	研究目的＝明らかにしたいこと
方法	対象選定，情報収集・分析手法
結果	分析結果（図表，文章など）
考察	結果についての考察
結論	考察から得られた知見
文献	参照した文献（ハーバード・APA方式） ・文中では主に著者名（発表年）で示す。 ・以下のように論文の末尾では著者名の五十音順に示す。

参照：『看護実践研究・学会発表のポイント』（日本看護協会編）

【記入例】

はじめに	問題背景や研究動機・意義など 地域包括ケアシステム構築のため，多様な施設での看護師の需要が高まり，慢性的な人手不足が続いている。それゆえ，多角的な人材活用策が必須課題となる。
目的・意義	研究目的＝明らかにしたいこと 多角的な人材活用策の一つとして，パート職員を有効活用する方策を探ることができれば，人材不足問題を解消できる。
方法	対象選定，情報収集・分析手法 パート職員に対する量的かつ質的な質問票調査を施す。対象は……。
結果	分析結果（図表，文章など） 分析結果は，……。
考察	結果についての考察・文献との照合 この結果は，クロイワ正一（2012）による以下の言及とも整合性がある。すなわち「ワークライフバランスを重視したいがゆえに，パートを選択する」。また，アオゾラ花子（2019）も……といった指摘にも合致している。
結論	考察から得られた知見 パート職員を戦力化する人材育成策として，以下の3つが有効であることが分かった。第一に，……。第二に，……。第三に，……。
文献	・アオゾラ花子：組織理念と個々人の価値観，なぜ看護師は離職するのか，ヘルメス出版，p.27，2019. ・クロイワ正一：スピンアウト型起業家，ヘルメス出版，p.122，2012.

参照：『看護実践研究・学会発表のポイント』（日本看護協会編）

看護管理実践計画書の構成のテンプレート

はじめに	マクロ環境（社会)⇒メソ環境（地域）
自組織（自部署）の概要	⇒ミクロ環境（病院⇒自部署の現状）
目的・意義	問題解決に取り組む目的・意義
現状分析	問題の構造分析（原因，影響など）
課題の明確化	解決すべき自部署の問題の絞り込み
戦略目標	解決すべき問題の到達点
アクションプラン	具体的な行動計画（PDCAのPlan）
実施・評価	アクションプランの試行と評価（PDCAのDoとCheck）
まとめ	結語（全体のまとめとPDCAのActionの提示）

【記入例】

はじめに	**マクロ環境（社会）⇒メソ環境（地域）** 著しい高齢化の進展により，地域包括ケアシステムの構築が急務である。その中心的役割を担うのが退院支援を担う看護師である。しかし，国全体での看護師需要の高まりにより，さまざまな医療機関，介護施設での看護師不足は常態化している。そのようななか，パート職員は，重要な労働力になる。しかし，パート職員があまり職務にコミットしない傾向がある。……
自組織 （自部署）の 概要	**⇒ミクロ環境（病院⇒自部署の現状）** 自施設（自部署）は（医療圏，病床数，看護師数など）。
目的・意義	**問題解決に取り組む目的・意義** パート職員の職務へのコミットメントを高めるための施策を講じ，実践し，その結果，提供する看護サービスの質を高めたい。
現状分析	**問題の構造分析（原因，影響など）** パート職員が職務にあまりコミットしていない原因として，さまざまな家庭の事情が存在することが分かった。ワークライフバランスが崩れるというのだ。
課題の 明確化	**解決すべき自部署の問題の絞り込み** パート職員が勤務時間内に必要不可欠な情報の引き継ぎなどを終えられる勤務体制が築ければ，職員間コミュニケーションの不備といった問題は解決できる。
戦略目標	**解決すべき問題の到達点** 全パート職員に「職員間コミュニケーションの重要性」についての意識を定着させ，実践できる環境を整備する（コスト）。そのことによって，提供する看護サービスの質の向上を図り，地域から指示される医療機関になり，収益向上を目指す（成果）。
アクション プラン	**具体的な行動計画（PDCAのPlan）** 計画として（いつ，誰に，何を……などを伝える）。
実施・評価	**アクションプランの試行と評価（PDCAのDoとCheck）** 計画を実施した結果，（かかったコストと得られた成果など）。
まとめ	**結語（全体のまとめとPDCAのActionの提示）** パート職員の意識向上とパフォーマンスの向上を実現することにより，提供する看護サービスの質が組織全体で高まった。この成果を，……。

「序論・本論・結論」型構成のテンプレート

序論	導入	
	論点	
	論	
本論	論拠	
	具体例	
結論	論の確認	
	方向性	

【記入例】

序論	導入		パート職員の有効活用が地域包括ケアシステムの構築にとっても必要だ。しかし，現状では，パート職員との職員間コミュニケーションに不備があり，看護の質の低下といった問題も招いている。
	論点		では，どのような解決策を講ずればよいか。
	論		結論から言えば，パート職員の勤務時間の中で職員間コミュニケーションが十分にできるルーティンを盛り込めばよい。そのことにより，情報交流が活性化し提供する看護の質の向上にもつながるだろう。
本論	論拠		パート職員が，パートという雇用形態を選ぶ理由の一つに家庭事情がある。看護の世界でもワークライフバランスの重要性が叫ばれるなか，ライフを犠牲にする施策は現実的でない。それゆえ，パート職員の勤務時間中に，しっかり職員間コミュニケーションのルーティンを組み込めば，情報の共有は進む。
	具体例		実際に，自部署でもそうした施策に取り組んだが，パート職員の職務満足度と患者さまの満足度の双方が上がった。
結論	論の確認		以上の考察より，パート職員の意識の向上を図り，職員間コミュニケーションを活性化させるには，ルーティンの中に情報伝達を盛り込む策が有効となる。その結果，提供する看護サービスの質も高まる。
	方向性		こうした施策が病院運営にどのような影響を及ぼすか，継続的にモニタリングし，その結果を発表し他施設とも分かち合っていきたい。

著者略歴

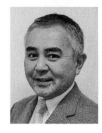

クロイワ正一

ヘルメス株式会社 代表取締役
一般社団法人全国医業経営支援協会 理事
太田医療技術専門学校 看護学科 講師（「論理的思考」担当）
国家資格キャリアコンサルタント（Career Development Adviser）
医療管理学修士（MMA，東京医科歯科大学大学院）
経営学修士（MBA，一橋大学大学院）

1962年10月群馬県草津温泉生まれ。一橋大学社会学部卒業（社会学士，社会心理学専攻）。コミュニケーション（文章・対話）能力の向上に関する研修体系を開発し，中央官庁，地方自治体，看護協会，病院での研修に登壇。とくに日本看護協会神戸研修センターでの「プレゼンテーション研修」「サードレベル修了者対象論文研修」，各都道府県の看護協会での「ファースト・セカンドレベル受講者対象論理的文章作成研修」は好評を博す。また，日総研出版主催「ファースト・セカンドレベル合格できるレポートの書き方」は，日本全国の会場が続々と「満員御礼」となる伝説的なセミナーとしても有名で，コロナ禍以降はオンデマンドとのハイブリッドとなり，ともに好評。LEC東京リーガルマインド大学総合キャリア学部客員教授（2006～2012），川崎市立看護短期大学講師（2020～2021）も兼任。

書籍執筆実績：『クロイワの楽勝！小論文』『クロイワの楽勝！看護医療系小論文』『看護医療系小論文！超ULTRA攻略法』『看護医療職への進学＆就職ガイド』（以上KKロングセラーズ），『企業戦略白書II』（伊丹敬之氏らとの共著，東洋経済新報社），『看護業務「考え方」「話し方」「書き方」100のコツ』（日総研出版），『病院経営 失敗の法則』（編集協力，幻冬舎メディアコンサルティング），『生き残る病院 淘汰される病院』（編集協力，すばる舎リンケージ），『コミュニケーション力がアップする！You I Weの法則』（編集協力，秀和システム）など多数。

記事執筆実績：『月刊ナースマネージャー』『月刊ナースセミナー』『隔月刊 主任＆中堅』『隔月刊 主任看護師』『隔月刊 看護人材育成』『隔月刊 病院安全教育』（以上，日総研出版），『月刊 看護学生』（メヂカルフレンド社）などの雑誌に連載記事・特集記事を多数執筆。

研修実績：厚生労働省，法務省，栃木県，富山県，岡山県，東京都教育委員会，流山市，荒川区，千代田区，中央区，港区，日本看護協会神戸研修センター，岩手県看護協会，群馬県看護協会，神奈川県看護協会，山梨県看護協会，新潟県看護協会，長野県看護協会，岐阜県看護協会，三重県看護協会，和歌山県看護協会，山口県看護協会，徳島県看護協会，愛媛県看護協会，太田総合病院（福島県），関越中央病院（群馬県），東京都立広尾病院，長野赤十字病院，安曇野赤十字病院，小諸厚生総合病院（以上長野県），安城更生病院，新城市民病院，豊橋市民病院，成田記念病院（以上愛知県），伊勢赤十字病院（三重県），神戸大学医学部附属病院，加古川中央市民病院（以上兵庫県），宇部興産中央病院（山口県）ほか。

公式サイト（ヘルメスゼミ®）：https://nursewith.com/
メール：kango@hms.bz

以下のSNSでもお気軽にご相談・ご質問をお寄せください。
facebookページ「看護師さんたち応援志隊」：https://www.facebook.com/supportnurse
X（旧twitter）「看護師さんたち応援志隊」：https://x.com/Kango_Support

ULTRA®方式レポート術
LINE公式アカウント

YouTubeチャンネル
（ナースとともに）

参考文献
1）佐藤美香子：看護管理実践計画書標準テキスト―職場を改善する課題解決術，日総研出版，2016.
2）日本看護協会編：看護実践研究・学会発表のポイントＱ＆Ａ　上巻　研究テーマの選択から学会発表へ，日本看護協会出版会，2013.
3）日本看護協会編：看護実践研究・学会発表のポイントＱ＆Ａ　下巻　論文作成から投稿へ，日本看護協会出版会，2013.
4）山口晴保監修，松沼記代編：明日から使える！ 高齢者施設の介護人材育成テキスト，中央法規出版，2017.
5）伊勢田哲治：集団思考と技術のクリティカルシンキング，技術倫理と社会，Vol.2，P.36～39，2007.
6）山岸俊男編：社会心理学キーワード，有斐閣，2001.

短時間！ ULTRA方式®合格レポート　わかりやすく効率的な書き方

2020年4月10日 発行　　第1版第1刷
2024年8月5日 発行　　　第7刷

企　画：日総研グループ

著者：クロイワ正一しょういち©

代　表：岸田良平
発行所：日総研出版

本部　〒451-0051 名古屋市西区則武新町3－7－15(日総研ビル)　☎ (052)569-5628　　FAX (052)561-1218

日総研お客様センター　電話 0120-057671 FAX 0120-052690　名古屋市中村区則武本通1－38
日総研グループ縁ビル 〒453-0017

札幌　☎ (011)272-1821　　FAX (011)272-1822
〒060-0001 札幌市中央区北1条西3－2(井門札幌ビル)

仙台　☎ (022)261-7660　　FAX (022)261-7661
〒984-0816 仙台市若林区河原町1－5－15－1502

東京　☎ (03)5281-3721　　FAX (03)5281-3675
〒101-0062 東京都千代田区神田駿河台2－1－47(廣瀬お茶の水ビル)

名古屋　☎ (052)569-5628　　FAX (052)561-1218
〒451-0051 名古屋市西区則武新町3－7－15(日総研ビル)

大阪　☎ (06)6262-3215　　FAX (06)6262-3218
〒541-8580 大阪市中央区安土町3－3－9(田村駒ビル)

広島　☎ (082)227-5668　　FAX (082)227-1691
〒730-0013 広島市中区八丁堀1－23－215

福岡　☎ (092)414-9311　　FAX (092)414-9313
〒812-0011 福岡市博多区博多駅前2－20－15(第7岡部ビル)

編集　☎ (052)569-5665　　FAX (052)569-5686
〒451-0051 名古屋市西区則武新町3－7－15(日総研ビル)

研修会・出版の最新情報は

www.nissoken.com

日総研　検索

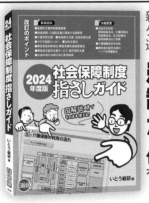
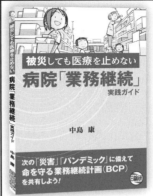

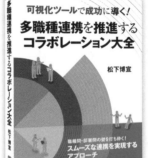
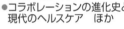
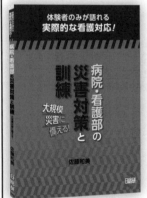
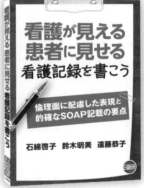

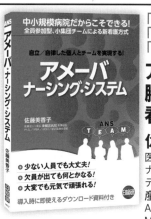

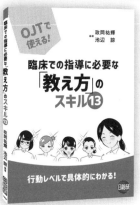

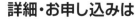

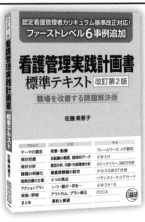
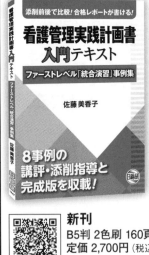

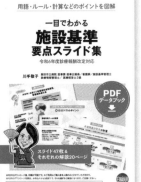

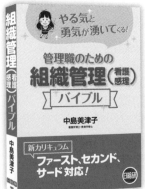